全国中医药行业中等职业教育"十三五"规划教材

刺灸学基础

（供中医康复保健、针灸推拿专业用）

主　编◎何志强

中国中医药出版社

·北　京·

图书在版编目（CIP）数据

刺灸学基础 / 何志强主编 . —北京：中国中医药出版社，2018.6（2024.11 重印）

全国中医药行业中等职业教育"十三五"规划教材

ISBN 978-7-5132-4857-0

Ⅰ . ①刺… Ⅱ . ①何… Ⅲ . ①针灸疗法—中等专业学校—教材 Ⅳ . ① R245

中国版本图书馆 CIP 数据核字（2018）第 065458 号

中国中医药出版社出版

北京经济技术开发区科创十三街 31 号院二区 8 号楼

邮政编码　100176

传真　010-64405721

廊坊市祥丰印刷有限公司印刷

各地新华书店经销

开本 787×1092　1/16　印张 10.25　字数 211 千字

2018 年 6 月第 1 版　2024 年 11 月第 5 次印刷

书号　ISBN 978 – 7 – 5132 – 4857 – 0

定价　36.00 元

网址　www.cptcm.com

服 务 热 线　010-64405510

购 书 热 线　010-89535836

维 权 打 假　010-64405753

微信服务号　zgzyycbs

微商城网址　https://kdt.im/LIdUGr

官 方 微 博　http://e.weibo.com/cptcm

天猫旗舰店网址　https://zgzyycbs.tmall.com

如有印装质量问题请与本社出版部联系（010-64405510）

版权专有　侵权必究

全国中医药行业中等职业教育"十三五"规划教材

全国中医药职业教育教学指导委员会

主 任 委 员

卢国慧（国家中医药管理局人事教育司司长）

副主任委员

赵国胜（安徽中医药高等专科学校教授）

张立祥（山东中医药高等专科学校党委书记）

姜德民（甘肃省中医学校校长）

范吉平（中国中医药出版社社长）

秘 书 长

周景玉（国家中医药管理局人事教育司综合协调处处长）

委 员

王义祁（安徽中医药高等专科学校党委副书记）

王秀兰（上海中医药大学教授）

卞 瑶（云南中医学院继续教育学院、职业技术学院院长）

方家选（南阳医学高等专科学校校长）

孔令俭（曲阜中医药学校校长）

叶正良（天士力控股集团公司生产制造事业群 CEO）

包武晓（呼伦贝尔职业技术学院蒙医蒙药系副主任）

冯居秦（西安海棠职业学院院长）

尼玛次仁（西藏藏医学院院长）

吕文亮（湖北中医药大学校长）

刘 勇（成都中医药大学峨眉学院党委书记、院长）

李 刚（亳州中药科技学校校长）

李 铭（昆明医科大学副校长）

李伏君（千金药业有限公司技术副总经理）

李灿东（福建中医药大学校长）

李建民（黑龙江中医药大学佳木斯学院教授）

李景儒（黑龙江省计划生育科学研究院院长）

杨佳琦（杭州市拱墅区米市巷街道社区卫生服务中心主任）

吾布力·吐尔地（新疆维吾尔医学专科学校药学系主任）

吴　彬（广西中医药大学护理学院院长）

宋利华（连云港中医药高等职业技术学院教授）

迟江波（烟台渤海制药集团有限公司总裁）

张美林（成都中医药大学附属针灸学校党委书记）

张登山（邢台医学高等专科学校教授）

张震云（山西药科职业学院党委副书记、院长）

陈　燕（湖南中医药大学附属中西医结合医院院长）

陈玉奇（沈阳市中医药学校校长）

陈令轩（国家中医药管理局人事教育司综合协调处副主任科员）

周忠民（渭南职业技术学院教授）

胡志方（江西中医药高等专科学校校长）

徐家正（海口市中医药学校校长）

凌　娅（江苏康缘药业股份有限公司副董事长）

郭争鸣（湖南中医药高等专科学校校长）

郭桂明（北京中医医院药学部主任）

唐家奇（广东湛江中医学校教授）

曹世奎（长春中医药大学招生与就业处处长）

龚晋文（山西职工医学院／山西省中医学校党委副书记）

董维春（北京卫生职业学院党委书记）

谭　工（重庆三峡医药高等专科学校副校长）

潘年松（遵义医药高等专科学校副校长）

赵　剑（芜湖绿叶制药有限公司总经理）

梁小明（江西博雅生物制药股份有限公司常务副总经理）

龙　岩（德生堂医药集团董事长）

中医药职业教育是我国现代职业教育体系的重要组成部分，肩负着培养新时代中医药行业多样化人才、传承中医药技术技能、促进中医药服务健康中国建设的重要职责。为贯彻落实《国务院关于加快发展现代职业教育的决定》（国发〔2014〕19号）、《中医药健康服务发展规划（2015—2020年）》（国办发〔2015〕32号）和《中医药发展战略规划纲要（2016—2030年）》（国发〔2016〕15号）（简称《纲要》）等文件精神，尤其是实现《纲要》中"到2030年，基本形成一支由百名国医大师、万名中医名师、百万中医师、千万职业技能人员组成的中医药人才队伍"的发展目标，提升中医药职业教育对全民健康和地方经济的贡献度，提高职业技术院校学生的实际操作能力，实现职业教育与产业需求、岗位胜任能力严密对接，突出新时代中医药职业教育的特色，国家中医药管理局教材建设工作委员会办公室（以下简称"教材办"）、中国中医药出版社在国家中医药管理局领导下，在全国中医药职业教育教学指导委员会指导下，总结"全国中医药行业中等职业教育'十二五'规划教材"建设的经验，组织完成了"全国中医药行业中等职业教育'十三五'规划教材"建设工作。

中国中医药出版社是全国中医药行业规划教材唯一出版基地，为国家中医中西医结合执业（助理）医师资格考试大纲和细则、实践技能指导用书、全国中医药专业技术资格考试大纲和细则唯一授权出版单位，与国家中医药管理局中医师资格认证中心建立了良好的战略伙伴关系。

本套教材规划过程中，教材办认真听取了全国中医药职业教育教学指导委员会相关专家的意见，结合职业教育教学一线教师的反馈意见，加强顶层设计和组织管理，是全国唯一的中医药行业中等职业教育规划教材，于2016年启动了教材建设工作。通过广泛调研、全国范围遴选主编，又先后经过主编会议、编写会议、定稿会议等环节的质量管理和控制，在千余位编者的共同努力下，历时1年多时间，完成了50种规划教材的编写工作。

本套教材由50余所开展中医药中等职业教育院校的专家及相关医院、医药企业等单位联合编写，中国中医药出版社出版，供中等职业教育院校中医（针灸推拿）、中药、护理、农村医学、康复技术、中医康复保健6个专业使用。

本套教材具有以下特点：

1. 以教学指导意见为纲领，贴近新时代实际

注重体现新时代中医药中等职业教育的特点，以教育部新的教学指导意

见为纲领，注重针对性、适用性以及实用性，贴近学生、贴近岗位、贴近社会，符合中医药中等职业教育教学实际。

2. 突出质量意识、精品意识，满足中医药人才培养的需求

注重强化质量意识、精品意识，从教材内容结构设计、知识点、规范化、标准化、编写技巧、语言文字等方面加以改革，具备"精品教材"特质，满足中医药事业发展对于技术技能型、应用型中医药人才的需求。

3. 以学生为中心，以促进就业为导向

坚持以学生为中心，强调以就业为导向、以能力为本位、以岗位需求为标准的原则，按照技术技能型、应用型中医药人才的培养目标进行编写，教材内容涵盖资格考试全部内容及所有考试要求的知识点，满足学生获得"双证书"及相关工作岗位需求，有利于促进学生就业。

4. 注重数字化融合创新，力求呈现形式多样化

努力按照融合教材编写的思路和要求，创新教材呈现形式，版式设计突出结构模块化，新颖、活泼，图文并茂，并注重配套多种数字化素材，以期在全国中医药行业院校教育平台"医开讲－医教在线"数字化平台上获取多种数字化教学资源，符合职业院校学生认知规律及特点，以利于增强学生的学习兴趣。

本套教材的建设，得到国家中医药管理局领导的指导与大力支持，凝聚了全国中医药行业职业教育工作者的集体智慧，体现了全国中医药行业齐心协力、求真务实的工作作风，代表了全国中医药行业为"十三五"期间中医药事业发展和人才培养所做的共同努力，谨此向有关单位和个人致以衷心的感谢！希望本套教材的出版，能够对全国中医药行业职业教育教学的发展和中医药人才的培养产生积极的推动作用。需要说明的是，尽管所有组织者与编写者竭尽心智，精益求精，本套教材仍有一定的提升空间，敬请各教学单位、教学人员及广大学生多提宝贵意见和建议，以便今后修订和提高。

国家中医药管理局教材建设工作委员会办公室

全国中医药职业教育教学指导委员会

2018 年 1 月

全国中医药行业中等职业教育"十三五"规划教材

《刺灸学基础》
编委会

主　编

何志强（曲阜中医药学校）

副主编（以姓氏笔画为序）

王允娜（甘肃卫生职业学院）

白建民（南阳医学高等专科学校）

吉　思（广西中医药大学高等职业技术学院／广西中医学校）

唐　娟（成都中医药大学附属医院针灸学校／四川省针灸学校）

编　委（以姓氏笔画为序）

朱艳华（曲阜中医药学校）

吴建沙（邢台医学高等专科学校）

宗　懿（江西中医药大学）

赵云龙（保山中医药高等专科学校）

顾　健（成都中医药大学附属医院针灸学校／四川省针灸学校）

黄　坤（四川中医药高等专科学校）

学术秘书

孔晨光（曲阜中医药学校）

　　《刺灸学基础》是"全国中医药行业中等职业教育'十三五'规划教材"之一。本教材是依托《中医药健康服务业发展规划（2015—2020年）》和《中医药发展战略规划纲要（2016—2030年）》，落实教育部中医药职业教育行指委《关于加快发展中医药现代职业教育的意见》和《中医药现代职业教育体系建设规划（2015—2020年）》精神，以提升中医药职业教育对全民健康和地方经济的贡献度，提高中高等职业技术院校学生的实际操作能力，实现中高等职业教育与产业需求、岗位胜任能力严密对接为目的，由国家中医药管理局教材建设工作委员会办公室统一规划、宏观指导，中国中医药出版社安排部署、组织实施，全国中医药中高等职业教育院校联合编写出版。

　　本教材突出质量意识、精品意识，以学生为中心，以巩固专业思想为导向，编写内容科学、规范，突出职业技术教育技能培养目标，注重实用，与执业（助理）医师资格考试大纲一致，通过内容规范化、结构模块化、素材数字化，实现中高等职业教育教材与现代职业教育数字技术的最广泛结合。本教材适用于中医药中等职业院校中医、中医康复保健、针灸推拿等专业教学使用。

　　全书以模块为基本教学单位，分为九个模块。除"模块一 刺灸学概论""模块九 考核规程"外，每个模块分理论知识和技能训练。每个模块根据教学需求以"3+3"形式呈现，其中3个必备栏目是【学习目标】【正文】【复习思考】，3个选设栏目是【考纲摘要】【知识链接】【课堂互动】。所编内容力求突出中医药中高等职业院校教学特点，以及中医康复保健、针灸推拿专业学习需求。

　　本教材由多所院校老师共同编写，分工如下：模块一由白建民编写；模块二由朱艳华、孔晨光和黄坤编写；模块三由宗懿编写；模块四由何志强编写；模块五由唐娟、顾倢和吴建沙编写；模块六由王允娜、何志强编写；模块七由吉思编写；模块八由赵云龙编写；模块九由何志强和孔晨光编写。

　　由于编写人员较多，写作风格难以完全统一，加之编者水平有限，虽经编委会多次开会讨论、几易其稿，仍难免有不足之处。愿各位专家、老师和同仁不吝赐教，以便再版时进一步修订与完善。

《刺灸学基础》编委会

2018年1月

目录

扫一扫，看课件

模块一
刺灸学概论

【学习目标】

掌握刺法灸法学的定义、特点。

熟悉刺法灸法学的范围及其在针灸学术中的地位。

了解古代针法、灸法、拔罐法的形成与发展。

项目一　刺灸学概述

【考纲摘要】

1. 刺法灸法学的特点及其在针灸学术中的地位。

2. 针法、灸法、拔罐法的发展。

一、刺灸学的定义

刺灸学，即刺法灸法学，是以各种针灸技术的操作方法、临床应用及作用原理为主要内容的针灸分支学科，是针灸学科的重要组成部分。换句话说，刺灸学就是研究各种针灸技术的操作方法、临床应用及其作用原理的一门学科。其内容主要包括针法、灸法，以及在此基础发展起来的各种腧穴特种治疗技术等方法。这些不同的技术方法在刺激方法、作用性质和主治范围上各有特点，在临床上可以根据病症性质、证候类型、腧穴部位、患者体质及治疗要求等具体情况，分别选择应用。

刺法灸法学 {
　操作方法：如毫针刺法、灸法、三棱针法、耳针、拔罐法等

　临床应用：如毫针适用的各种病症，灸法主要治疗虚寒病症等

　作用原理：刺法灸法→腧穴 {
　　疏通气血
　　激发经气
　　协调阴阳
　　调整脏腑
}
}

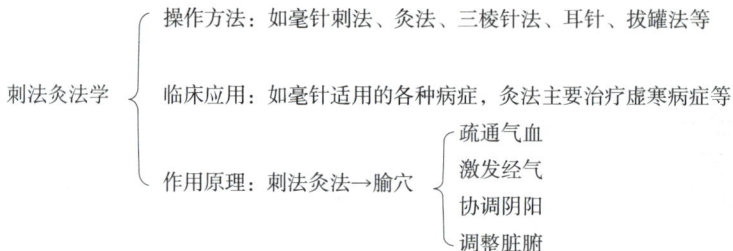

二、刺灸学的特点

刺灸学具有技能训练和临床治疗两方面内容特点。

1. 刺灸法的技能训练　刺法灸法包括几十种不同的针灸技术，每种针灸技术都有不同的刺激方法、刺激部位和刺激强度，都有各自不同的操作步骤和实施过程。正确、熟练地运用这些针灸技术，是确保针法灸法安全实施的前提条件，也是提高针灸疗效的关键。刺灸法的学习和应用是一个长期的实践过程，要想在确保安全的基础上提高疗效，就必须进行长期的技能训练。因此，要求每个学生必须在刺灸法学习过程中加强技能训练，逐步达到熟练掌握、灵活应用。应该说，这是刺灸法的重要特点。

2. 刺灸法的临床治疗　尽管各种针灸技术都是通过刺激经络腧穴来达到治疗效果，发挥其调整机体功能状态作用的治疗方法，但在作用部位、刺激强度、感应性质和疗效原理等方面又有所不同。如针刺以机械刺激为主，适于临床大多数病症；三棱针放血刺激强，作用于浅表血络，主要适用于青壮年、实热证；皮肤针叩刺，刺激较弱，作用于十二皮部，尤宜于老人、小儿、体弱者；艾灸以温热刺激和药性作用为主，特别适用于寒证、虚证。因此，要求学生正确掌握刺灸诸法的作用性质、适用范围和选穴配方原则，从而在临床随宜而施，是刺灸法在临床治疗上的又一重要特点。

三、刺灸学的范围

刺法灸法学主要包括以下四个方面的内容。

1. 针刺技术　简称针法，是各种不同针具的操作技术方法。包括毫针、三棱针、皮肤针、皮内针、锭针、火针、芒针等临床操作技术。

（1）毫针　是临床最常用、最基本的针具。其技术方法包括毫针刺法和针刺手法两大部分。

毫针刺法，是基本操作技术，以毫针基本操作技术为主，包括针具选择和检查，针刺前准备，进针、行针、留针和出针的方法，以及针刺操作过程中出现异常情况的处理与预防等内容。毫针刺法的临床应用，可采用多种深浅刺法、多针刺法、透穴刺法、运动针刺

法等，在不同的腧穴部位，要根据具体情况，选择不同的针刺角度、方向和深浅（详见本书模块二中项目四"毫针针刺手法"）。

针刺手法，包括得气法、行气法、补泻法和各种相应的单式、复式手法。所谓手法，即徒手操作的技术方法。毫针的疗效主要体现在得气。得气法包括：候气、催气、守气、调气等技术方法和操作过程。其目的是为了得气，根据病变部位、病变虚实可补可泻，以达到治疗效果。得气是毫针操作技术的基本要求，是获得临床疗效的必要前提，是行气法、补泻法的基础针刺感应。在得气基础上，为了达到"气至病所"，提高疗效，还可以辅以各种行气法。

（2）三棱针、锟针、皮肤针、皮内针、火针和芒针（长针）弥补了毫针的单一及不足，是除毫针之外，目前针灸临床主要使用的针具。如三棱针可以放血、挑刺；锟针可用以按压腧穴，有调养脉气的作用；皮肤针可以叩刺皮肤；皮内针是埋针的针具，有延长刺激效应的作用；火针是用火烧红针尖及针身，刺入腧穴，对痹病、痿病和疣、痣等皮肤病有特殊治疗作用；芒针深刺经脉腧穴，有透穴强刺激的作用。由于针具、针法各不相同，在主治范围和作用原理上也有相应区别，在临床上应当辨证施术。

课堂互动

针法与灸法的关系？

2. 灸法技术 灸法，又称灸、攻法或火法，是一种用艾绒或其他非艾灸材烧灼、熏熨腧穴和病变部位的操作技术方法，包括艾灸法和非艾灸法。

（1）艾灸法 以艾绒为灸材施灸的方法。包括艾炷灸、艾条灸、温针灸、温灸器灸四种。艾炷灸是将艾绒制成圆锥形艾团进行施灸的方法，有直接灸和间接灸两种。艾条灸是将艾绒（或加入中药）用纸包裹卷成圆柱状的艾条（艾卷）进行施灸的方法，有悬起灸和实按灸两种。温针灸法是针刺与艾灸结合应用的一种方法，是将艾绒搓团捻裹于毫针针柄（留针）上点燃进行施灸的方法，故又称针柄灸，适用于既需要留针又适宜用艾灸的病症。温灸器灸法是用温灸器（专门用于施灸的器具）施灸的方法，临床常用的有温灸盒和温灸筒。艾灸法操作方法简便、安全，目前在临床上应用尤其普遍。

（2）非艾灸法 是用艾绒以外的灸材进行施灸的方法，包括灯火灸、黄蜡灸、天灸等。灯火灸，又称灯草灸，是用灯心草蘸取植物油（蓖麻油等）点火后焠烫穴位的方法，多用于治疗小儿惊风、昏迷等。黄蜡灸，是将黄蜡烤热用于施灸的方法，多用于治疗痈疽发背、恶疮顽疮等。天灸，是指利用天然药物的刺激作用，使皮肤发疱，如被火灼，其情形很类似于灸烷，古人称之为"天灸"或"自灸"，多用于治疗疟疾、哮喘、关节炎等。

3. 耳针、头针、腕踝针等部位刺法技术 通过针灸临床实践，人们发现在人体的某些特定部位（如耳郭、头皮、腕踝等）分布有与全身各部相对应的穴位系统，当全身某一部位发病时，在其相应的特定部位会出现阳性反应（如压痛、形态、色泽改变等），临床上选取相应的阳性反应点（如耳穴、头皮针穴、腕踝针进针点等）针刺治疗，可以消除相应的疾病。目前部位刺法比较成熟的有耳针法、头针法和腕踝针法。此外，还有眼针、面针、鼻针、手针、足针、背针、腹针等。

4. 腧穴特种治疗技术 是采用电、光、声、磁、热和药物刺激腧穴以防治疾病的针灸技术。腧穴特种治疗技术是在传统针灸技术基础上发展而成的，都通过刺激经络腧穴来达到扶正祛邪、通调经脉的作用，目前仍归属于刺法灸法的内容范畴。临床上较常用的有腧穴脉冲电刺激（又称电针）、激光针、磁极针、电热针、穴位埋线、腧穴药物敷贴、腧穴药物注射（又称水针）等。

四、刺灸学的地位

在针灸学科的三大主干课程——经络腧穴学、刺法灸法学、针灸治疗学中，刺法灸法学至关重要，是针灸理论（经络腧穴学）和针灸临床（针灸治疗学）之间的桥梁，与经络腧穴学和针灸治疗学密不可分，共同组成针灸学科的主体内容。

1. 正确取定腧穴是针灸施术的基础 腧穴是人体脏腑经络之气输注于体表的部位，为针灸施术之所。刺灸法是以腧穴—经络—脏腑系统及三者之间相互联系、相互影响为功能基础的技术方法。各种针灸技术只有在熟练掌握腧穴部位和作用特点的前提下，才能合理使用，正确施术而发挥应有的治疗作用。若对腧穴部位和局部解剖不熟悉，针灸施术就刺不准穴位，不仅无法取效，反而会增加病人的痛苦。《灵枢·邪气脏腑病形》说："中气穴则针游于巷，中肉节即皮肤痛。"《神灸经纶》说："灸法要在明症审穴……穴不审，则多有误于伤气伤血。"诸此均说明正确揣穴是针灸"下手八法"之先（《针灸大成》）的临床意义。

2. 针灸感应的获得是提高临床疗效的关键 针灸的临床感觉和反应，古称"得气"或"气至"。《灵枢·九针十二原》云："刺之要，气至而有效，效之信若风吹云。"气至就是指获得针感，无论是针还是灸都要获得针感或灸感。《三国志·华佗传》记载华佗治病，"若当针，亦不过一两处，下针言'当引（行）某（处）许，若至，语人。'病者言'已到'，应便拔针，病亦行差。"说明古代名医针、灸取穴不多，但都求感应必须到达病所。又如《医宗金鉴·刺灸心法要诀》："凡灸诸病，必（艾）火足（经）气到，始能求愈。"说明应用火力足、壮数多的连续灸，产生灸感，循经传导，气至病所，可提高临床疗效。近年来，针灸临床证实，取曲池穴治高血压病，若针感循行至肩、腕，舒张压、收缩压可明显降低；用郄门穴针治冠心病，以激发感传的技术而气至病所者，其效果远远高于仅传于肘、臂者。又如灸公孙治口甘（脾瘅），灸阴郄治盗汗，若灸感至病所（脾、心）则可效。诸此都说明得气和针感的传导，是提高针灸疗效的关键。

3. 针灸方法不同影响腧穴的主治功用 　腧穴的功用，是通过针灸技术的实施来获取的。采用不同的刺灸方法，实施不同的针刺深度、强度和刺激时间等，对同一腧穴的功效主治会产生不同的影响。如足三里穴，用化脓灸法可强身健体；用针法朝膝关节刺，可以治疗膝关节肿痛；向下斜刺，可以治疗踝关节与下肢病变；向上斜刺，又可治疗肠胃病。又如神阙穴历来为禁针穴，用药物贴敷法可保健防病、强身健体；用炼脐灸可温阳种子；用拔罐法治疗小儿咳嗽；用隔盐灸法可治疗霍乱吐泻。又如秩边穴，直刺 1.5 ～ 3 寸，用于治疗下肢麻痹和坐骨神经痛等；斜刺 2.5 ～ 4 寸，针尖向前阴方向呈 80°角，则感应向前阴部传导，可治少腹、前阴病症；斜刺 1.5 ～ 2 寸，针尖向肛门方向呈 70°角，可治疗痔疮、脱肛等。又如针刺泻申脉、补照海，可治失眠；而针刺泻照海、补申脉，可治嗜睡；补合谷、泻复溜，可以解表发汗；泻合谷，补复溜，可以固表止汗。由此可见，刺灸法的正确应用，不仅影响腧穴的主治作用，还可以充分发挥腧穴的治疗作用。

4. 针灸处方以穴法和刺灸法为主要内容 　针灸处方，是在辨证论治思想指导下的最佳腧穴组合和针灸施术过程，是针灸临床治疗的具体实施方案，有其明确的组方规则、刺灸方法和使用范围。包括穴法和刺灸法两部分。穴法，即腧穴的部位、性质、取定和配伍方法，为针灸处方的第一要素。腧穴经配伍处方，可使其某一方面的功效得到最大程度的发挥，从而显示治疗的专一性。且腧穴处方只有在施用合理的各种针灸技术方法以后，才能产生温、清、补、泻等作用，达到预期效果，否则事与愿违，出现不良后果，所谓"补泻反则病益笃"。刺灸法，是针灸技术的实施和治疗方法的选择组合，为针灸处方的第二要素。从某种意义上说，刺灸法在针灸处方中更为重要。

项目二　刺灸学的历史发展

一、刺法的起源、形成和发展

针法的历史，是随着针具创制和材料工艺的改进而逐步演变递进的过程。最早的针具是石针、骨针、竹针、青铜针，后来为铁针、金针、银针，现代是不锈钢针。针具的演变，经历由非金属针到金属针，由粗而细的过程，顺应了现代社会医疗的需要。同样道理，针刺技术方法则由简而繁，然后又由博返约，反映了针灸学术发展的规律。

🏠 **课堂互动**

　　结合日常生活，按压止血、温热止痛等事例，体会有关针法灸法起源的说法。

1. 针具的研制和改进

（1）砭石的应用　针具的起源可追溯到新石器时代。"砭石"，又称"针石""镵石"，是一种经过磨砺而成的锥形或楔形的小石器，是古代最原始的切割和医疗工具。据考古发现，新出土的砭石，大多是新石器时代到春秋战国时代（公元前770—前221年）的遗存，可用来切割排脓、浅刺放血、叩击皮肤、揉按肌肉。内蒙古自治区多伦旗头道洼于1963年出土的磨制石针，一端呈四棱锥形可用于放血，一端扁平有刃可用来切割排脓；而针身略扁，横断面呈矩形，又利于捏持端正，进行纵向切割。

《说文解字》："砭，以石刺病也。"《素问·异法方宜论》："东方之域……其病皆为痈疡，其治宜砭石。"《素问·病能论》："夫痈气之息者，宜以针开除去之；夫气盛血聚者，宜石而泻之，此所谓同病异治也。"可见，砭石在《黄帝内经》时代主要用于痈疡等外科病症。1972年河南新郑县出土的遗存中，发现有1枚砭石，一端呈卵圆形，另一端呈三棱锥形，其形与《灵枢·官针》之圆针、锋针相似，体现了砭石至九针的演变过程。

（2）九针的创制　适于临床针刺的工具，经历了一个较长的演变过程。据考证，大约在山顶洞人时期，已能制造较为精细的骨针。在距今六七千年前的新石器时代遗址中，曾发现有不少各种形式的骨针。有的一端磨尖，有的两端都磨尖，可用于结网缝纫，也可用作针刺、挑治。古汉字"箴"就是用竹制成的针，说明当时竹针的存在。仰韶文化时期黄河流域发展了彩陶文化，用破碎的陶片来代替砭石，进行临床医疗更加便利。直至目前，广西民间还流行陶针疗法，可能是古代遗风和民俗。

金属针具的应用，开始于青铜器时代。1978年内蒙古自治区达拉特旗发现的1枚青铜针，其针身呈四棱形，横断面呈菱形，与头道洼发现的砭石形状大小相似。而后冶铁术的发明，为金属针具的工艺改进提供了技术基础。

《黄帝内经》多篇述及了九针的形制和用途，如《灵枢》"九针十二原""九针论""官针""刺节真邪"和《素问》"针解""异法方宜论"等。九针（图1-1）即九种不同形制和用途的金属针具，包括镵针、圆针、

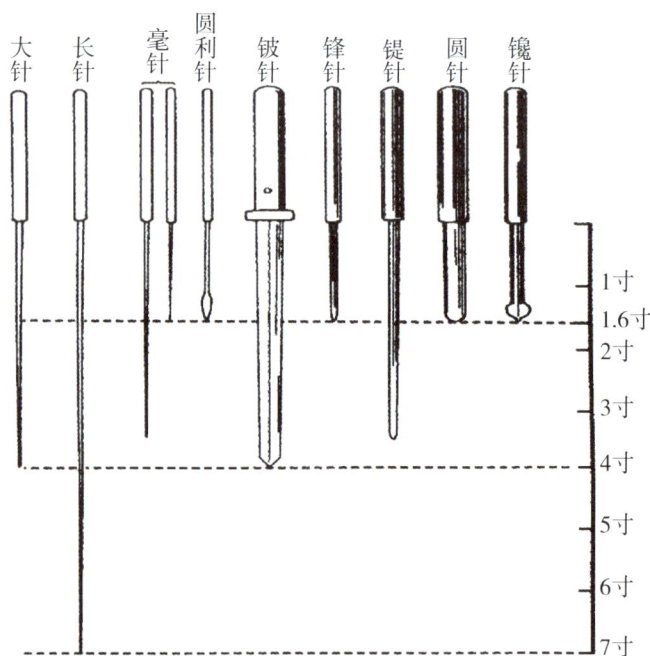

图 1-1　九针

镍针、锋针、铍针、圆利针、毫针、长针、大针等。《灵枢·官针》云："九针之宜，各有所为，长短大小，各有所施。"说明这九种针具形制用途不同的情况。兹将有关内容归纳如下表（表1-1）。

表1-1 古代九针形制和用途

名称	尺寸	形状	应用	治疗作用
一、镵针	1.6寸	头大末锐，去末寸半，卒锐之，形如箭头	浅刺皮肤	泻阳分邪气，泻热
二、圆针	1.6寸	身如圆柱，针尖卵形	按摩分肉之间	治分肉之间的病症
三、镍针	3.5寸	针身较大，针头如黍粟状，圆而微尖	按压经脉外部（按脉勿陷）而令邪出	治虚弱者
四、锋针	1.6寸	针身圆柱形，针头锐利，三面有锋棱	刺出血（即三棱针）	治痈热，痼疾
五、铍针	长4寸、宽2.5分	形如剑，锋利	切开排脓	治痈肿已成脓
六、圆利针	1.6寸	圆而且锐，针头微大，针身反小	锐利粗针，用于速刺	治暴痹急性病症
七、毫针	3.6寸	纤细如毫毛，针尖如蚊虻喙	应用最广，用治寒热痛痹	扶正祛邪，治疗常见病症
八、长针	7寸	针身最长，针锋锐利	用于肌肉肥厚处	治深邪远痹
九、大针	4寸	针尖如挺，其锋微圆	用于针刺放水	治关节积液

九针的创制与使用，约开始于青铜器时代，最早记载于《黄帝内经》。直至公元1315年在《济生拔粹》中始见图形。1968年在河北省满城县西汉刘胜墓（葬于公元前113年）出土了4根金针和5根残损银针，经考证认定是九针中一部分实物，也是古代金属针具的实证。九针的创制为刺法理论的形成奠定了基础。

2. 针刺手法体系的形成和发展

（1）《黄帝内经》《难经》奠定了针刺手法的基础 《黄帝内经》分为《素问》和《灵枢》两书，各9卷81篇，其中大量篇幅论述了针刺手法和操作技术。①针刺操作的基本方法：《灵枢》诸篇将概括为进针、提插（伸、推）、捻转（旋）、针刺深浅、留针和出针等内容。②得气方法与意义：书中以候气、守气、调气、辨气诸法，论述得气的过程及临床意义，并提出针刺以"气至为故（度）"的原则，并强调"气至而有效"是针刺提高疗效的不二法门。《素问·宝命全形论》对针下得气变化有详细描述；《灵枢》"九针十二原""小针解""终始"等篇，则对得气的存亡有无及其性质（谷气、邪气等），进行了生动的介绍。③治神：书中指出在针刺过程中，要根据病人形神、脉色变化来治神、守神、调神、养神。如《素问·宝命全形论》："凡刺之真，必先治神。"《灵枢·官能》说："用针之要，勿忘其神。"④刺法：《灵枢》"官针""五乱"篇都提出了"以应九变"的"九刺"，以应十二经的"十二刺"，以应五脏的"五刺"，以及"徐入徐出"的"导气"法等内容。⑤补泻：《黄帝内经》首先提出了"盛则泻之，虚则补之"（《灵枢·经脉》）的针刺治疗原则，并用"迎随"两字概括，认为"泻者迎之，补者随之"（《灵枢·终始》），要根据患者的病症虚实寒热而施。在诸篇中还提出了徐疾补泻、呼吸补泻、开阖补泻等的技术要领，和"刺之微，在速迟"的操作诀窍，以及"徐入徐出，谓之导气"（《灵枢·五乱》）"不盛不虚，以经取之"（《灵枢·经脉》）等方法。为后世针刺手法奠定了基础。

知 识 链 接

针刺补泻

"虚则补之，实则泻之"是中医治病的基本原则。《灵枢·官能》曰："用针之服，必有法则。"强调针灸临床必须根据病症的虚实而施行补法或泻法。《灵枢·经脉》指出："盛则泻之，虚则补之，热则疾之，寒则留之，陷下则灸之。"《灵枢·九针十二原》指出："凡用针者，虚则实之，满则泄之，宛陈则除之，邪胜则虚之。"这些均说明针刺补泻要从临床具体情况出发，针对不同病人和不同病情、不同时间，选用恰当的经络穴位，运用适当的补泻方法。这为后世的补泻手法的发展起到了指导作用。

继《黄帝内经》之后的《难经》81篇中有32篇涉及针灸内容。①针刺操作时，强调左右手配合行针。《难经·七十八难》指出："当刺之时，先以左手厌（压）按所针荥、输之处，弹而努之，爪而下之，其气之来，如动脉之状，（右手）顺针而刺之……"强调左手辅助、按压、爪切，右手持针、进针、行针。双手配合，促进行气。《难经·八十难》中指出："左手见气来至，乃内（进）针，针入见气尽，乃出针。"说明用左手按押腧穴，有配合刺手（右手）进针的作用，而且在候气、催气、得气等过程中也有重要作用。②对针刺补泻方法的具体应用。《难经》认为应根据经脉气血流注顺逆（七十二难）和营卫分布深浅（七十一难、七十六难）的不同而施，对营卫补泻、提插补泻（七十八难）、子母补泻（六十九难）等方法的应用尤有重要阐述。《难经》所论的提插补泻，成为明代复式补泻手法的发展基础。

（2）针刺手法在金元明时期的昌盛发展　金元时期窦汉卿的《针经指南》较早应

用"手法"二字来统括针刺操作技术，他提倡寒热补泻和手指补泻，以及下针十四字手法（即动、摇、进、退、搓、盘、弹、捻、循、扪、摄、按、爪、切）等。主张"补泻之法，非呼吸而在手指"（《标幽赋》）。用提插、进退、呼吸诸法配合，并佐以多种单式手法。"循扪弹弩，留吸母而坚长；爪下伸提，疾呼子而嘘短。动退空歇，迎夺右而泻凉；推内进搓，随济左而补暖。"由浅而深搓进针是为补，由深而浅提退针则是为泻，是后世"一进三退""三进一退"法操作的渊薮。并对《素问·针解》"刺虚则实之者，针下热也""满而泄之者，针下寒也"的经文，做了具体操作方法的阐明。

明初泉石心的《金针赋》载于徐凤所著的《针灸大全》。在窦汉卿"下针十四字手法"的基础上，泉石心对针刺操作过程的手法，也用十四字加以总结继承，亦即爪、切、摇、退、动、进、循、摄、搓、弹、盘、扪、按、提。"爪而切之，下针之法；摇而退之，出针之法；动而进之，催针之法；循而摄之，行气之法；搓则去病，弹则补虚；肚腹盘旋，扪为穴闭；重沉豆许曰按，轻浮豆许曰提。一十四法，针要所备。"此外，《金针赋》提出了一整套复式补泻手法，对"烧山火""透天凉"做了系统论述。《金针赋》《标幽赋》对针刺手法发展有重要贡献，所以后世针灸医著多有引述，有的还加以详细注解。

明代杨继洲的《针灸大成》总结了明代以前《黄帝内经》《难经》《针经指南》《金针赋》等针灸方面的成就，在手法上采摘精华，集为大成，并有发挥，提出了"刺有大小""平补平泻""小补小泻""大补大泻"，以及"十二字手法"和"下手八法"等，其中"十二字手法"和"下手八法"，是继《针经指南》和《金针赋》之后对单式手法的归纳总结。至此，针刺手法已臻完善。

二、灸法的起源、形成和发展

1. 灸法的起源

（1）火的应用是灸法之本　汉·许慎《说文解字》曰："灸，灼也，从火，久声。"灸即用火烧灼之义，可见灸法的起源应与火的发现和应用密切相关。据考古学的研究，在北京周口店发现的"北京人"遗址的含骨化石地层中有遗留的灰烬和烧过的动物骨骼或土石。早在5万年前的原始社会氏族公社时期，我们的祖先就懂得了用火来取暖和进食熟食，尤其是一万多年前的"山顶洞人"，已掌握了人工取火的方法。火的发现和使用，对人类的生活和繁衍有着非常重大的意义，同时也为灸法的产生创造了必要的条件。由此可见，灸法是随着火的应用而萌芽，并在其应用实践中不断发展的。

（2）灸以艾火为源　灸古称灸焫，唐·王冰注《素问·异法方宜论》云："火艾烧灼，为之灸焫。"可见用艾做材料点燃，烧灼肌肤为灸法的本源。艾为多年生草本，生长广泛，其气味芳香，性温易燃，且火力持久缓和，渗透力强，于是便取代了灸法最初用的树枝、柴草施灸，而成为灸法的最好材料。《左传》记载了鲁成公十年（公元前581年）医缓给晋景公诊病的过程，医缓说："疾不可为也，在肓之上，膏之下，攻之不可，达之不及，药不治焉。"其中"攻"指艾灸，"达"指针刺。汉代张仲景的《伤寒杂病论》中有"可火"与"不可火"的记载，其所言之火，亦指艾灸。

2. 灸法的形成与发展

（1）先秦时代的灸法　此时灸法已在民间广泛使用。如《庄子·盗跖》曰："（孔）丘所谓无病而自灸也。"《孟子·离娄上》曰："今之欲王者，犹七年之病求三年之艾。"1973年在湖南长沙马王堆汉墓出土的帛书中，发现了最早记载经脉灸法的文献，后被专家整理后命名为《足臂十一脉灸经》《阴阳十一脉灸经》，记述了"十一脉"的循经路线和病候，并云其病"皆灸某某脉"。

（2）《黄帝内经》中的灸法　《黄帝内经》对灸法进行了总结，一是灸法主治寒证、虚证、瘀证，如"藏寒生满病，其治宜灸焫"（《素问·异法方宜论》）；"阴阳皆虚，火自当之"（《灵枢·官能》）；"陷下则灸之"（《灵枢·经脉》）；"结络坚紧，火所治之"（《灵枢·官能》）；"脉中之血，凝而留之，弗之火调，弗能取之"（《灵枢·刺节真邪》）等。二是灸法与针法互补，如《灵枢·官能》曰："针所不为，灸之所宜。"说明不宜针刺的疾病（如某些血证、虚脱证等），可以用灸法治疗。三是针、灸、药兼施，如《素问·汤液醪醴论》曰："必齐毒药攻其中，镵石针艾治其外。"主张针灸与药物兼施并用。此外《素问》中"通评虚实论""血气形志""示从容论""疏五过论""解精微论"，以及《灵枢》中"官能""论痛""通天""经脉""经水""癫狂"等很多篇中，都有针灸并用或针灸药并用的记述。这些都对后世灸法的发展有重要的指导意义。

（3）魏晋至唐宋是灸法盛行的时期　从两晋南北朝到唐宋时期，是灸法飞速发展期，产生了一批著名的医家与重要的著作。如魏·曹翕《曹氏灸方》七卷为最早的灸法专著，惜早已亡佚。晋·陈延之《小品方》论述了灸法处方、艾炷大小与疗效关系，以及误灸后果、禁灸等内容。晋·葛洪《肘后备急方》阐述了急症灸法，并最早记载了隔物灸法（隔蒜、盐、面、瓦甑等）与非艾灸法（竹茹灸、黄蜡灸、纸屑灸等）。唐·孙思邈《备急千金要方》主张针灸兼施并用，并提出灸量生熟（生指少灸，熟指多灸）。此外，其中的灸法保健防病对后世有较大启迪，如"针灸不药，药不针灸，尤非良医""凡入吴蜀地游官，体上常须三两处灸之，勿令疮暂瘥，则瘴疠温疟毒气不能着人也"等。唐·王焘《外台秘要》主张弃针而用灸，艾炷灸壮数要根据病变性质和施灸部位而定。唐·崔知悌《骨蒸病灸方》是最早的专病灸方，仍为后世沿用。这都说明当时灸法流行的盛况。

两宋而后，有《黄帝明堂灸经》《西方子明堂灸经》《备急灸法》《灸膏肓俞穴法》等灸法专著。宋·窦材《扁鹊心书》更重视艾炷大灸，其法尤为独特。元明以后，灸法已开始衰落，因艾炷直接灸痛苦较大，灸法开始向无痛方向改进，如明初的艾条灸、清代的灸盏灸等即是其例。

三、拔罐法的起源、形成和发展

1. 拔罐法的起源　　拔罐法，古代典籍中亦称之为"角法"。这是我国远古时代医家应用动物的角作为吸拔工具进行拔罐。1973 年湖南长沙马王堆汉墓出土的帛书《五十二病方》中，就已经有关于角法治病的记载："牡痔居窍旁，大者如枣，小者如核者，方以小角角之，如孰（熟）二斗米顷，而张角"，其中"以小角角之"，即指用小兽角吸拔。据医史文献方面的专家考证，《五十二病方》是我国现存最古的医书，大约成书于春秋战国时期，这就表明我国医家至少在公元前 6 世纪至前 2 世纪，已经采用拔罐法这一治疗方法。

2. 拔罐法的形成和发展　　拔罐的历史十分悠久，早在先秦时期就有相关记载，但其发展速度一直相对缓慢。它长期以来，主要是用以治疗痈种疮毒，清代虽有所拓展，仍囿于疮疡外科的外治法之中，而其真正越出中医外科外治法的界限，取得突破性进展，并成为针灸医学中的一个重要疗法，则是最近数十年的事。

（1）晋唐时期　　晋·葛洪在《肘后备急方》中也提到用角法（牛角）治疗脱肿，此法在当时盛行，但应用不当易造成事故，故书中又强调："痈疽、瘤、石痈、结筋、瘰疬、皆不可就针角。针角者，少有不及祸者也。"至今来看，其所列的多数病症确实不是拔罐法的适应证。

隋唐时期，用削制加工的竹罐来代替了兽角，改进了吸拔工具和吸拔方法，提高了治疗的效果。如王焘的《外台秘要·卷四十》曰："若指上，可取细竹作之。才令搭得螫处，指用大角，角之气漏不嘬，故角不厌大，大即嘬急差。速作五四枚，铛内熟煮，取之角螫处，冷即换。"当时所用的吸拔方法，即为当今还在沿用的"煮拔筒法"。《外台秘要》十三卷中指出，先在拔罐的部位上，"以墨点上记之。取三指大青竹筒，长寸半，一头留节，无节头削令薄似剑。煮此筒数沸，及热出筒，笼墨点处，按之良久。"吸拔工具和吸拔方法的改进，对后世也产生了重要的影响。

（2）宋金元时期　　竹罐已完全代替了兽角。拔罐法的名称由"吸筒法"替换了"角法"，在操作上，则进一步由单纯用水煮的"煮拔筒法"发展为"药筒法"。即将竹罐放入按一定处方配制药物的沸水中蒸煮后，趁热拔在穴位上，以发挥吸拔和药物外治的双重作用。元·萨谦斋的《瑞竹堂经验方》中曾明确记述："吸筒，以慈竹为之削去青。五倍子（多用），白矾（少用些子），二味和筒煮了收起。用时，再于沸汤煮令热，以筋箕（箸）筒，乘热安于患处。"

（3）明代　　拔罐法已经成为中医外科中重要的外治法之一。主要用于吸拔脓血，治疗痈肿。明·陈实功对此曾在《外科正宗·痈疽门》中作了详尽描述："羌活、独活、紫苏、艾叶、鲜菖蒲、甘草、白芷各五钱，连须葱二……将筒药倒出，急用筒口乘热对疮合上，以手捺紧其筒，自然吸住。约待片时，药筒已温，拔去塞孔木条，其筒自脱。"明·申斗垣的《外科启玄》曰："疮脓已溃已破，因脓塞阻之不通……如此当用竹筒吸法，自吸其脓，乃泄其毒也。"这种煮拔药筒法，在明清的《外科大成》《医宗金鉴》都有载述，表明此法当时十分流行。

（4）清代 清代拔罐法获得了更大的发展，对此，赵学敏的《本草纲目拾遗》一书叙述颇详。发展体现在以下三个方面：一是陶罐代替了竹罐，是拔罐工具的又一次革新，并正式提出了沿用至今的"火罐"一词。如"火罐，江右及闽中皆有之，系窑户烧售，小如人大指，腹大两头微狭，使促口以受火气，凡患一切风寒，皆用此罐。"二是改进了拔罐方法。如"以小纸烧见焰，投入罐中，即将罐合于患处……罐得火气舍于肉，即牢不可脱，须待其自落……肉上起红晕，罐中有气水出。"此类拔罐法即是目前仍颇为常用的投火法。三是拔罐法的治疗范围拓展到多种病症，如"拔罐可治风寒头痛及眩晕、风痹、腹痛等症……风寒尽出，不必服药"。《医宗金鉴·刺灸心法要诀》提到特殊拔罐法可治疗疯狗咬伤，即在咬伤处，"急用大嘴砂酒壶一个，内盛干烧酒，烫极热，去酒以酒壶嘴向咬处，如拔火罐样，吸尽恶血为度，击破自落"。

复习思考

1.什么叫刺法、灸法？刺法、灸法之间有哪些关系？
2.《灵枢》"九针"各有什么作用？分别用来治疗什么疾病？

扫一扫，知答案

扫一扫，看课件

模块二
毫针刺法

【学习目标】

掌握毫针刺法，包括进针法、针刺角度、方向、深度、行针法、得气、补泻、留针、出针等操作。

熟悉针刺异常情况的预防和处理。

了解近代毫针的构造和规格。

毫针在临床上应用最广，毫针刺法是刺法的主体，其他任何针具的刺法都不能代替毫针刺法。本章主要介绍毫针刺法的有关理论知识。

项目一 毫针的基本知识

一、毫针的结构

课堂互动

拿出一根毫针，让学生认识毫针的结构。

现代毫针大多是以不锈钢材料制作而成的，也有用其他金属制作的，如金针、银针。不锈钢毫针具有较高的强度和韧性，针体挺直光滑，能耐高热、防锈，不易被化学物品腐蚀，故目前被临床广泛采用。

毫针的结构，分为针尖、针身、针根、针柄、针尾五个部分（图2-1）。

针尖是针的尖端锋锐部分，亦称针芒；针身是针尖与针根间的部分，又称针体；针根是针身与针柄连接的部位；针柄是用金属丝缠绕的部分，是医者持针、运针的操作部位，其形状有圈柄、花柄、平柄、管柄等多种（图2-2）；针尾是针柄的末端部分，亦称针顶。

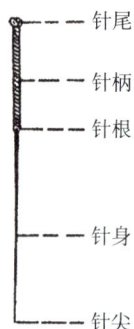

图2-1　毫针的结构　　　　图2-2　针柄的形状

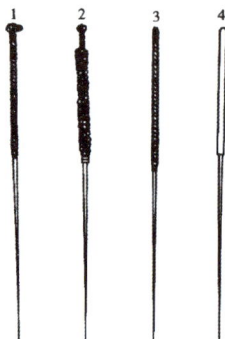

课堂互动

准备各种型号毫针，让学生了解毫针的规格。

二、毫针的规格

毫针的规格，以针身的长短和粗细来区分（表2-1、表2-2）。

表2-1　毫针的长度规格表

寸	0.5	1.0	1.5	2.0	2.5	3.0	3.5	4.0	4.5
mm	15	25	40	50	65	75	90	100	115

表2-2　毫针的粗细规格表

号数	26	27	28	29	30	31	32	33
直径（mm）	0.45	0.42	0.38	0.34	0.32	0.30	0.28	0.26

临床上一般以粗细为28～30号（0.32～0.38mm）和长短为1～3寸（25～75mm）者最为常用。此外，还应根据病人的性别、年龄、形体肥瘦、体质强弱、病情虚实、病位浅深和所选腧穴的具体部位，选择长短、粗细适宜的针具。

三、毫针的保养

除了一次性应用的毫针外，对于反复使用的毫针应注意保养。保养针具是为防止针尖受损、针身弯曲或生锈、污染等，因此对针具应当妥善保存。毫针在使用后，必须用棉球或纱布将针具擦净，放回针盒或针管中，防止针尖受损；用煮沸法消毒时，用纱布包裹结扎妥当，防止在煮沸时针尖碰撞锅壁，引起针尖变钝或卷曲；针具若长时间不用，可在针身上涂一层油脂，放入针盒或针管内，防止生锈。藏针的器具有针盒、针管和针夹等，若用针盒或藏针夹，可多垫几层消毒纱布，将消毒后的针具，根据毫针的长短，分别置于或插在消毒纱布上，再用消毒纱布敷盖，以免污染，然后将针盒或针夹盖好备用；若用针管，应在针管置针尖的一端，塞上干棉球，以防针尖损坏钩曲。

项目二　针刺的练习

【考纲摘要】

针刺练习方法。

针刺练习，主要是对指力和手法的锻炼。毫针针体细软，若无一定的指力和熟练的手法，就很难顺利进针，并进行各种手法的操作，这不仅会引起患者疼痛，而且会影响治疗效果。因此，指力和手法的锻炼，是初学针刺者的重要基本技能锻炼，是顺利完成针刺的基本保障，故必须练好指力和手法的基本功。

针刺的练习，一般分三步进行：

课堂互动

让学生们在纸垫上进行指力和手法的练习。

一、指力练习

主要在纸垫上练习。用松软的纸张，折叠成长 8 厘米，宽约 5 厘米，厚 2～3 厘米的纸块，用线如"井"字形扎紧，做成纸垫。练针时，左手平执纸垫，右手拇、食、中三指持针柄，使毫针针尖垂直地抵在纸块上，然后右手拇指与食、中指交替捻动针柄，并渐加一定的压力，待针穿透纸垫后另换一处，反复练习。纸垫练习主要是锻炼指力和捻转的基本手法（图 2-3）。

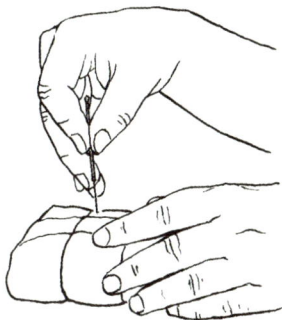

图 2-3　纸垫练针法

二、手法练习

手法的练习主要在棉团上进行。取棉絮一团，用布或手帕将棉花包裹，用线封口扎紧，做成直径 6～7 厘米的圆球。因棉团松软，可以练习提插、捻转、进针、出针等各种毫针操作的基本手法。做提插练针时，以执笔式持针，将针刺入棉球，在原处做上提下插的动作，要求深浅适宜，幅度均匀，针身垂直。在此基础上，可将提插与捻转动作配合练习，要求提插幅度上下一致，捻转角度来回一致，操作频率快慢一致，达到动作协调、得心应手、运用自如、手法熟练的程度（图 2-4）。

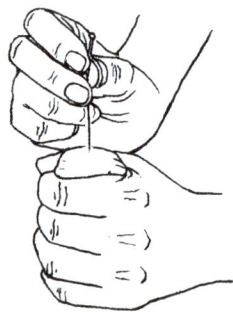

图 2-4　手法练针法

三、自身练习

通过纸垫、棉团的练针，掌握了一定的指力和手法后，可以在自己身上进行试针练习，以亲身体会针刺的感觉、得气的强弱等。要求自身练针时，能逐渐做到进针无痛或微痛，针身挺直不弯，刺入顺利，提插、捻转针身自如，指力均匀，手法熟练。同时，仔细体会指力与进针、手法与得气的关系，以及持针手指的感觉和受刺部位的感觉。

项目三　针刺前的准备

【考纲摘要】
针刺前的消毒。

一、针具选择

毫针质量的优劣，除了与制针选料的好坏有关外，质优的毫针应针柄无松动，针身挺直光滑、坚韧而富有弹性，针尖圆而不钝、利而不锐者为好。同时，在临床使用上，毫针的选择还应注意以下几方面的问题：

1. 毫针长短的选择　凡是腧穴所在的部位肌肉丰厚、胖人、病位深者应选择长针；凡是腧穴所在的部位肌肉浅薄、瘦人、病位浅者应选择短针。临床选针时常以将针刺入腧穴应至的深度，而针身还露在皮肤外少许为宜。

2. 毫针粗细的选择　凡是体质壮实、肌肉丰满、实证者应选择粗针；凡是体质虚弱、肌肉薄浅、虚证者应选择细针。

3. 根据医者手法熟练程度选择　凡是手法熟练、有指力者应选用细针；凡是手法欠熟练、指力差者应选用粗针。

二、消毒

针刺治病要严格消毒，增强无菌观念，防止感染，切实做好消毒工作。针刺前的消毒工作包括：针具器械、医者手指及施术部位的消毒。

（一）针具器械消毒

针具器械的消毒方法很多，以高压蒸汽灭菌法为佳。

1. 高压蒸汽灭菌法　将毫针等针具用布包好，放在密闭的高压蒸汽锅内灭菌。一般在 $1 \sim 1.4 \text{kg/cm}^2$ 的压力，$115 \sim 123℃$ 的高温下，保持 30 分钟以上，即可达到消毒灭菌的要求。

2. 药液浸泡消毒法　将针具放入 75% 酒精内浸泡 $30 \sim 60$ 分钟，取出用消毒巾或消毒棉球擦干后使用；或者放入 0.1% 的苯扎溴铵溶液内，并加防腐剂 0.5% 的亚硝酸钠，浸泡 30 分钟即可达到消毒目的。直接和毫针接触的针盘、针管、针盒、镊子等，可用戊二醛溶液（保尔康）浸泡 $10 \sim 20$ 分钟，达到消毒目的时才能使用。经过消毒的毫针，必须放在消毒过的针盘内，并用消毒布或消毒纱布遮盖好。

3. 煮沸消毒法　将毫针等器具用纱布包扎后，放在盛有清水的消毒煮锅内，待水沸腾后，再煮 $15 \sim 20$ 分钟，即可达到消毒目的。也可在清水中加碳酸氢钠，使其成为 2% 的碳酸氢钠溶液，可以提高沸点至 120℃，并且能减轻沸水对针具器械的腐蚀作用。

（二）医者手指消毒

在针刺前，医者应先用肥皂水将手洗刷干净，待干再用 75% 酒精棉球擦拭后，方可持针操作。持针施术时，医者应尽量避免手指直接接触针身，如某些手法需要触及针身时，必须用消毒干棉球作隔物，以确保针身无菌。

（三）施术部位消毒

常规针刺，需要在患者针刺的穴位皮肤上用 75% 酒精棉球擦拭消毒；特殊部位或针刺时（如耳针、三棱针放血），最好先用 2% 碘酊涂擦，稍后再用 75% 酒精棉球擦拭脱碘。擦拭时应从腧穴部位的中心点向外绕圈消毒。当穴位皮肤消毒后，切忌接触污物，保持洁净，防止重新污染。

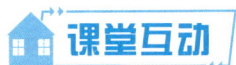

课堂互动

取一些穴位，让学生根据不同部位选择合适体位。

三、体位选择

针刺时患者体位是否合适，对于正确取穴和进行针刺操作都有一定的影响，特别是对重病人、体虚或精神紧张的病人，体位选择就更为重要。正确选择体位，对防止晕针、弯针、滞针、断针也是一个有利的措施，因此体位选择也具有重要的临床意义。

（一）选择体位的原则

1. 选择体位应该是以医生能正确取穴，便于操作，患者体位舒适并能坚持持久为原则。

2. 在可能条件下，一种体位能暴露出针刺处方所列的穴位。

3. 一般多采用卧位，尤其是精神过度紧张，体质虚弱及初次接受针刺的患者，以防止晕针和其他意外。

4. 在比较冷的室温下应注意保暖，以防受凉或感冒。

（二）临床上针刺的常用体位

1. 仰卧位　适宜于取头、面、胸、腹部腧穴和上下肢部分腧穴（图2-5）。

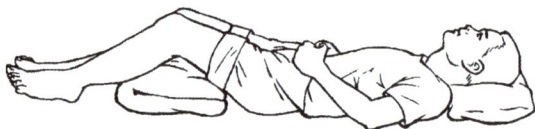

图2-5　仰卧位

2. 侧卧位　适宜取身体侧面少阳经腧穴和上、下肢部分腧穴（图2-6）。

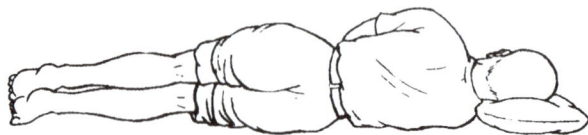

图2-6　侧卧位

3. 俯卧位　适宜于头、项、脊背、腰骶部腧穴和下肢背侧及上肢部分腧穴（图2-7）。

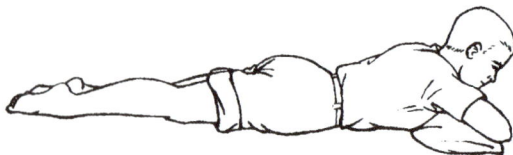

图2-7　俯卧位

4. 仰靠坐位 适宜于取前头、颜面和颈前等部位的腧穴（图 2-8）。

5. 俯伏坐位 适宜于取后头和项、背部的腧穴（图 2-9）。

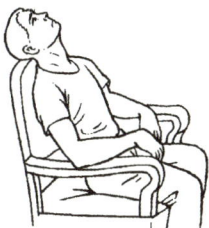

图 2-8　仰靠坐位　　　　　　　　　图 2-9　俯伏坐位

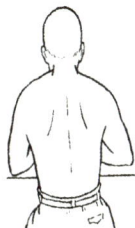

6. 侧伏坐位 适宜于取头部的一侧、面颊及耳前后部位的腧穴（图 2-10）。

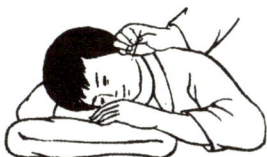

图 2-10　侧伏坐位

项目四　毫针针刺手法

【考纲摘要】

单手和双手进针法的适用条件。

针刺的角度和深度。

行针的基本手法和辅助手法。

得气的表现和临床意义。

单式补泻手法：提插补泻法、捻转补泻法。

毫针刺法有着很高的技术要求和严格的操作规范，医生必须熟练地掌握从进针到出针这一系列的操作技能。

一、进针法

在进行针刺操作时，一般应双手协同操作，紧密配合。《难经·七十八难》说："知为针者，信其左；不知为针者，信其右。"《标幽赋》更进一步阐述其义："左手重而多按，欲令气散；右手轻而徐入，不痛之因。"持针施术的手，称为"刺手"，一般习惯称右手为刺手；爪切按压所刺部位或辅助针刺的手，称为"押手"，一般人左手为押手。

刺手的作用：掌握针具，施行手法操作；进针时运用指力，使针尖迅速刺透皮肤；行针时便于进行左右捻转、上下提插等手法，以及出针时的操作。

押手的作用：主要是固定腧穴的位置；夹持针身协助刺手进针；减少刺痛；协助调节、控制针感等。具体的进针方法，临床常用有以下几种：

课堂互动

首先在纸垫上练习单手进针及双手进针法，然后在人体不同部位上找出练习腧穴，课堂模拟进针。

（一）单手进针法

单手进针法即只用刺手将针刺入穴位内的方法。以右手拇、食指夹持针柄，中指端紧靠穴位，指腹抵住针身的中下段，当拇、食指向下用力时，中指随之屈曲，将针刺入，直至达到所需求的深度（图 2-11）。适用于较短毫针的进针。

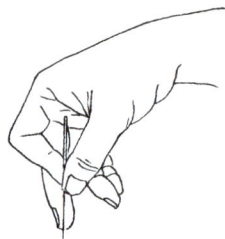

（二）双手进针法

1. 指切进针法　又称爪切进针法，用左手拇指或食指的爪甲切

图 2-11　单手进针法

按在穴位旁，右手持针，紧靠左手指甲面将针刺入腧穴（图 2-12）。此法适宜于短针的进针。

2. 夹持进针法　以左手拇、食二指挟持消毒干棉球，挟住针身下端，露出针尖，将针尖固定在所刺穴位的皮肤表面，右手持针柄，使针身垂直，在右手指力下压时，左手拇、食二指同时用力下压，将针刺入腧穴（图 2-13）。此法适用于长针的进针。

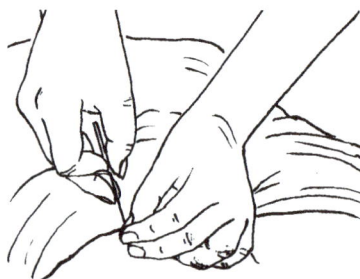

图 2-12　指切进针法

图 2-13　夹持进针法

3. 舒张进针法　用左手拇、食二指将所刺腧穴部位的皮肤向两侧撑开，使皮肤绷紧，右手持针，使针从左手拇、食二指的中间刺入（图 2-14）。此法主要用于皮肤松弛部位腧穴的进针。

4. 提捏进针法 用左手拇、食二指将所刺腧穴部位的皮肤提起，右手持针，从捏起的上端将针刺入（图2-15）。此法主要用于皮肉浅薄部位腧穴的进针。

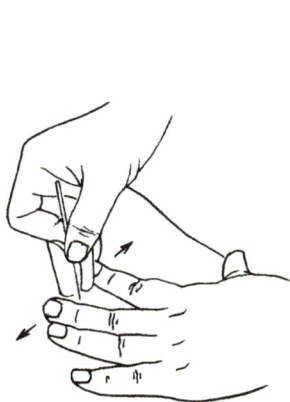

图2-14　舒张进针法　　　　　　　图2-15　提捏进针法

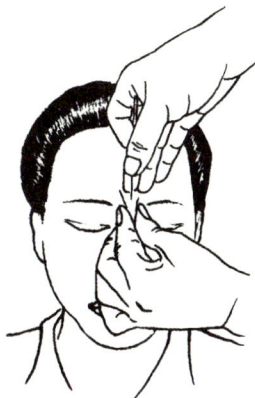

（三）管针进针法

将针先插入用玻璃、塑料或金属制成的比针短5mm左右的小针管内，放在穴位皮肤上，左手压紧针管，右手食指对准针柄一击，使针尖迅速刺入皮肤，然后将针管去掉，施行各种手法（图2-16），此法进针不痛，多用于儿童和惧针者。也有用安装弹簧的特制进针器进针者。

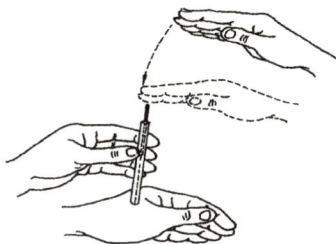

图2-16　管针进针法

二、针刺的角度、方向与深度

在针刺操作过程中，掌握正确的针刺角度、方向和深度，是增强针感、提高疗效、防止意外事故发生的关键。针刺同一腧穴，由于针刺的角度、方向和深度的不同，所产生的感应和治疗效果会有明显的差异。临床上对所取腧穴的针刺角度、方向和深度，主要根据施术部位、病人体质、病情需要和针刺手法等具体情况而定。

（一）针刺的角度

针刺角度是指进针时针身与所刺穴位皮肤表面所形成的夹角，主要依腧穴所在部位的解剖特点和治疗要求而定。一般分为直刺、斜刺和平刺三种（图2-17）。

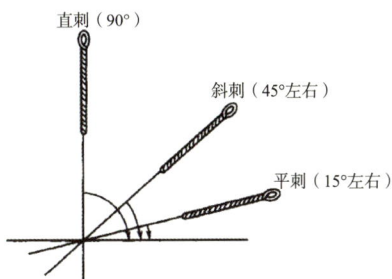

图2-17　进针的角度

1. 直刺 针身与皮肤表面呈90°垂直刺入。此法适用于人体大部分腧穴，如四肢、腹部、腰部的穴位。

2. 斜刺 针身与皮肤表面呈 45°左右倾斜刺入。此法适用于肌肉浅薄处或内有重要脏器不宜直刺、深刺的腧穴，如胸、背部的穴位。

3. 平刺 又称横刺、沿皮刺，针身与皮肤表面呈 15°左右横向刺入。此法适用于皮薄肉少部位的腧穴，如头部的穴位。

（二）针刺的方向

针刺方向是指进针时针尖所朝着的方向，一般依经脉循行的方向、腧穴的部位和治疗的需要而定。

1. 依腧穴定方向 即根据针刺腧穴所在部位的特点，为保证针刺的安全，某些穴位必须朝着某一特定的方向或部位。如针刺哑门穴时，针尖应朝向下颌方向缓慢刺入；针刺廉泉穴时，针尖应朝向舌根方向缓慢刺入，针刺背部某些腧穴时，针尖要朝向脊柱等。

2. 依病情定方向 即根据病情的治疗需要，为使针刺的感应达到病变所在的位置，针刺时针尖应朝向病所，即针向病所是为了更好地达到"气至病所"的目的。

（三）针刺的深度

针刺深度是指针身刺入腧穴内的深浅度。每个腧穴的针刺深度，在腧穴各论中已有详述，在此结合临床实践仅作原则性的介绍。

1. 年龄 一般而言，年老气血虚弱、小儿娇嫩稚阴稚阳之体宜浅刺；年轻体壮、气血旺盛者可深刺。

2. 体质 对形瘦体弱者，宜浅刺；形盛体强者，宜深刺。

3. 病情 表证、阳证、新病宜浅刺；里证、阴证、久病宜深刺。

4. 部位 头面、胸背及皮薄肉少处的腧穴宜浅刺；四肢、臀、腹及肌肉丰满处的腧穴宜深刺。

针刺的角度和深度关系极为密切，一般来说，深刺多用直刺，浅刺多用斜刺、平刺。对天突、风府、哑门等穴，以及眼区、胸背和重要脏器部位附近的腧穴，尤其应注意掌握好针刺角度和深度。不同季节，对针刺深浅也有影响，也应予以重视。

三、行针与得气

（一）行针

将针刺入腧穴后，为了使患者产生针刺感应，或进一步调整针感的强弱，以及使针感向某一方向扩散、传导而采取的各种针刺操作手法，称为"行针"，亦称"运针"，行针手法包括基本手法和辅助手法两类。

1. 基本手法 行针的基本手法是毫针刺法的基本动作，从古至今临床常用的主要有提插法和捻转法两种。临床施术时两种基本手法既可单独应用，又可配合应用。

（1）提插法 将针刺入腧穴一定深度后，将针从浅层插向深层，再由深层提至浅层，如此反复地上提下插，这种纵向的行针动作称为提插法（图2-18）。将针从浅层刺到深层的操作过程称之为插，从深层退至浅层的操作过程称之为提。提插幅度的大小、频率的快慢和操作时间的长短，应根据患者的体质、病情、腧穴部位和针刺目的而定。但提插幅度不宜过大，一般不超过5分，频率不宜过快，每分钟60次左右。

（2）捻转法　将针刺入腧穴一定深度后，施以向前向后、向左向右来回捻动的动作，这种横向的旋转行针手法，称为捻转法（图2-19）。捻转角度的大小、频率的快慢、时间的长短等，需根据患者的体质、病情、腧穴的部位、针刺目的而定。但捻转的幅度不宜过大，一般不超过360°；绝对禁止单向捻针，以免针身被肌纤维缠绕，引起局部疼痛和滞针而使出针困难。

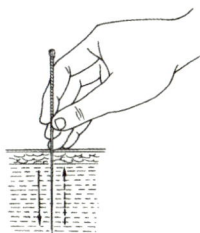 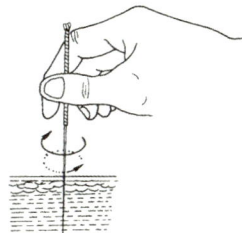

图2-18　提插法　　　　　　　　图2-19　捻转法

2. 辅助手法　行针的辅助手法，是行针基本手法的补充，是为了促使得气和加强针刺感应的操作手法。临床常用的行针辅助手法有以下几种：

（1）循法　用手指顺着经脉的循行径路，在腧穴的上下左右部位轻柔地循按。《针灸大成》指出："凡下针，若气不至，用指于所属部分经络之路，上下左右循之，使气血往来，上下均匀，针下自然气至沉紧……"说明此法能运行气血，激发经气，促使针后易于得气（图2-20）。

（2）弹法　用手指轻弹针尾或针柄，使针体微微震动，以加强针感，助气运行（图2-21）。《针灸问对》："如气不行，将针轻轻弹之，使气速行。"本法有催气、行气的作用。

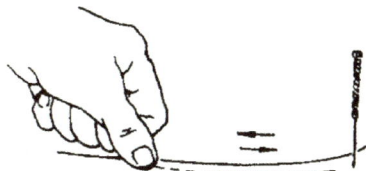 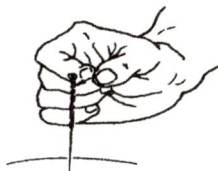

图2-20　循法　　　　　　　　图2-21　弹法

（3）刮法　以拇指、食指或中指的指腹抵住针尾，用食指、中指或拇指指甲由上而下或由下而上频频刮动针柄，促使得气。本法在针刺不得气时用之可激发经气，如已得气者可以加强针刺感应的传导和扩散（图2-22）。

（4）摇法　手持针柄，将针轻轻摇动，以行经气。《针灸问对》有"摇以行气"的记载。其法有二：一是直立针身而摇，以加强得气的感应；二是卧倒针身而摇，使经气向一定方向传导（图2-23）。

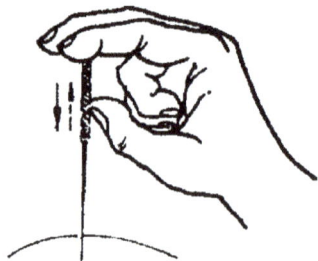

图2-22　刮法

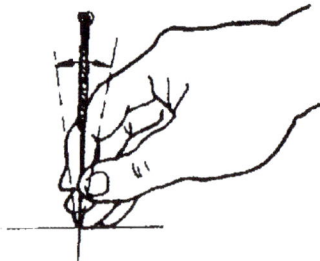

图2-23　摇法

（5）飞法　用右手拇、食指执持针柄，细细捻搓数次，然后张开两指，一搓一放，反复数次，状如飞鸟展翅，故称飞法。《医学入门》载："以大指次指捻针，连搓三下，如手颤之状，谓之飞。"本法的作用在于催气、行气，并使针刺感应增强（图2-24）。

（6）震颤法　右手持针柄，用小幅度、快频率的提插、捻转手法，使针身轻微震颤。本法可促使针下得气，增强针刺感应。

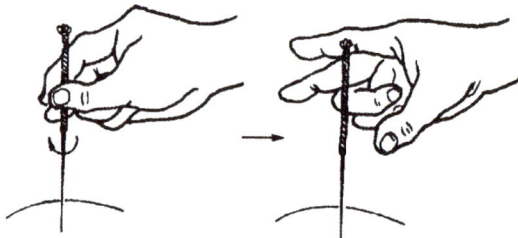

图2-24　飞法

（二）得气

得气，又名"针感"，古称"气至"，是指毫针刺入腧穴一定深度后，通过一定的行针手法，使针刺部位产生的经气感应。当针刺腧穴得气时，患者的针刺部位有酸、胀、麻、重感，有时出现热、凉、痒、痛、抽搐、蚁行等感觉，或沿着一定的方向和部位出现传导和扩散现象。医者则有针下沉紧、重滞或针体颤动等感觉。若针刺后未得气，患者则无任何特殊感觉或反应，医者感觉针下空虚无物。正如窦汉卿在《标幽赋》说："轻滑慢而未来，沉涩紧而已至……气之至也，若鱼吞钩饵之浮沉；气未至也，似闲处幽堂之深邃。"这可以说是对得气与否所做的最形象的描述。

得气与否及气至的迟速，不仅关系针刺的治疗效果，而且可以借此窥测疾病的预后。《灵枢·九针十二原》说"刺之要，气至而有效"，充分说明得气的重要意义。《金针赋》说"气速效速，气迟效迟"，说明针刺得气的快慢是与临床治疗效果好坏有重要关系的。一般而言，得气迅速时，疗效较好，得气较慢时效果就差，若不得气时，就可能无治疗效果。在临床上若针刺而不得气时，就要分析经气不至的原因：或因取穴定位不准确，手法运用不当，或为针刺角度有误，深浅失度，对此就应重新调整腧穴的针刺部位、角度、深度，运用必要的针刺手法，这样再次行针时，往往就会得气。如因患者病程较长，正气虚弱，或因其他病理因素致经气不足、局部感觉迟钝而不得气者，可采取行针催气和留针候气的方法，促使针下得气。也可在针刺部位上下，以指循经轻叩或加用艾灸，以助经气来复。一般经过上述处理，多数病人都是可以得气的。

四、针刺补泻

针刺补泻是根据《黄帝内经》"实则泻之，虚则补之"的理论确立的两种不同的治疗原则和方法，是针刺治疗非常关键的环节，针刺的效果就是通过补泻手法来实现的。正如《备急千金要方》中所述："凡用针之法，以补泻为先。"

凡是能鼓舞人体正气，使低下的功能恢复旺盛的方法叫作补法；凡是能疏泄病邪，使亢进的功能恢复正常的方法叫作泻法。它们都是通过刺激腧穴、激发经气来调节脏腑功能、促进阴阳平衡的。正如《灵枢》所说："凡刺之道，气调而止。"可见针刺治病，根本在于调气。大量临床实践和科学实验证明，针刺补泻效果的产生，主要取决于机体的机能状态、腧穴的特性、针刺手法三个方面。

（一）机体的机能状态

在不同的病理状态下，针刺可以产生不同的补泻效果。当机体处于虚惫状态时，针刺可以起到扶正、补虚、固脱的作用；当机体处于邪盛状态时，针刺可以起到祛邪、泻实、启闭的作用。例如，胃肠功能亢进而痉挛疼痛时，针刺可解痉止痛；胃肠功能抑制而蠕动缓慢、腹胀时，针刺可加强胃肠蠕动，提高消化功能。大量的临床实践和实验研究表明，患者机体的机能状态，是决定针刺补泻效果的主要因素。

（二）腧穴的特性

腧穴的主治功用，不仅具有普遍性，而且具有相对的特异性，有些腧穴偏于补虚，有些腧穴偏于泻实。如关元、气海、命门、膏肓等穴能鼓舞人体正气，促使功能旺盛，具有强壮作用，适宜于补虚；人中、委中、十宣等穴能疏泄病邪，抑制人体功能亢进，具有祛邪作用，适宜于泻实。

（三）针刺手法

针刺手法是促进人体内在因素转化的条件，是实现补泻效果的主要手段。为了达到补泻的目的，进针以后，往往需要配合运用一定的手法。古代针灸医家在长期的医疗实践中，创造和总结了很多针刺补泻手法，现将常用的几种针刺补泻手法介绍如下：

1. 单式补泻手法 常用的有捻转补泻、提插补泻、疾徐补泻、迎随补泻、呼吸补泻、开阖补泻和平补平泻。

（1）捻转补泻 针刺入腧穴得气后，大指向前，食指向后，顺时针左转为主，捻转角度小，用力轻，频率慢，操作时间短者为补法；大指向后，食指向前，逆时针右转为主，捻转角度大，用力重，频率快，操作时间长者为泻法。

（2）提插补泻 针刺入腧穴得气后，先浅后深，重插轻提，提插幅度小，频率慢，操作时间短者为补法；先深后浅，重提轻插，提插幅度大，频率快，操作时间长者为泻法。

（3）疾徐补泻 针刺入腧穴得气后，以进出针的快慢为基础的一种补泻方法。进针时缓慢刺入，退针快，可一次退至皮下为补法；进针快，可一次刺到一定的深度，退针时缓慢退出为泻法。

（4）迎随补泻 进针时针尖随着经脉循行方向而刺为补法；针尖迎着经脉循行方向而刺为泻法。

（5）呼吸补泻 病人呼气时进针，吸气时出针为补法；吸气时进针，呼气时出针为泻法。

（6）开阖补泻 出针快，出针后迅速按压针孔为补法；出针慢，出针时摇大针孔而不立即按压为泻法。

（7）平补平泻 针刺入腧穴得气后，再施以均匀地提插捻转，根据病情留针或将针退出体外的一种手法。

2. 复式补泻手法 其是单式补泻手法的综合运用，而不是单式补泻手法的简单组合。常用的有烧山火和透天凉。

（1）烧山火 呼气时将针刺入腧穴应刺深度的上 1/3（天部），得气后将针重插轻提 9 次；再将针刺入中 1/3（人部），得气后再重插轻提 9 次；然后将针刺入下 1/3（地部），得气后再重插轻提 9 次；之后将针提至上 1/3（天部），称为一度。如此反复操作数度，针下产生温热感。在操作过程中，或配合呼吸补泻法中的补法，吸气时即将针体轻快地拔出皮肤，并疾按针孔。多用于治疗顽麻冷痹、虚寒性疾病等。

（2）透天凉 吸气时将针刺入腧穴应刺深度的下 1/3（地部），得气后将针重提轻插 6 次；再将针提至中 1/3（人部），得气后再重提轻插 6 次；然后将针提至上 1/3（天部），得气后再重提轻插 6 次，称为一度。之后将针插至下 1/3 处，如此反复操作数度，针下产生凉感，即将针提至上 1/3。留针片刻后，或配合呼吸补泻法中的泻法，随呼气时徐徐出针，出针时摇大针孔而不按压或缓按针孔。多用于治疗热痹、急性痈肿等实热性疾病。

临床上烧山火和透天凉的具体操作，历代医家有所不同，但其基本原则都是遵循《金针赋》所讲的。两法主要由徐疾法中三进一退或一进三退，提插法中紧按慢提或紧提慢按，捻转法中轻重快慢或结合九六补泻、呼吸补泻等法组合而成。古今医家非常重视两法的临床运用，是学习和研究其他复式补泻手法的基础。

知 识 链 接

关于"烧山火""透天凉"手法成功与否的标志

有学者把病人有热感（局部热、针下热、全身热体温升高）或凉感（局部凉、针下凉、全身凉体温降低）作为衡量手法成功的标志。

实际在临床上求凉求热不是目的，应以能否达到补泻来衡量手法的成功与否。

没出现热、凉不等于没有补泻，总的来说凉热的出现，除与操作方式、手法娴熟程度、操作时间、有效刺激量有关之外，与病情（患者机体的机能状态）有密切关系，临证辨清寒热，有助于凉热的出现。

在《金针赋》《针灸大成》时代，"烧山火""透天凉"取凉取热之有准，今时难取得烧山火之热，透天凉之凉，是因为那时的"顽麻冷痹""肌热骨蒸"与今人程度有别，那时的毫针与今时的毫针更有粗细之分等。

总之，只要充分掌握、领会《金针赋》"烧山火""透天凉"手法中"紧按""紧提"这一技术关键的含义和式式，以补泻为目的，客观对待取凉取热标志，用娴熟的手法和耐心在临床实践中不断探索研究，"烧山火""透天凉"手法将脱去神秘外衣，成为每一位针灸临床医生的法宝。

五、留针与出针

（一）留针

针刺入腧穴行针施术后，将针留置于穴内称为留针，留针的目的是为了加强针刺的作用和便于继续行针施术。一般病症只要针下得气而施以适当的补泻手法后，即可出针或留针 15 ～ 30 分钟。但对一些慢性、顽固性、疼痛性、痉挛性病症，可适当延长留针时间，如急性腹痛、破伤风、三叉神经痛等，有时留针可达数小时。施行留针时体位要舒适，防止体位改变而发生异常情况；小儿及精神异常患者慎用留针；重要脏器附近的腧穴要慎用留针或过长时间留针。

（二）出针

出针，又称起针，是指行针施术或留针后，将针拔出的操作方法。它是针刺的最后一个环节，预示针刺即将结束。

出针的方法，一般是以左手拇、食两指持消毒干棉球轻轻按压于针孔周围皮肤，右手持针柄作轻微的小幅度捻转，边捻边退至皮下，静留片刻，将针拔出，并用消毒干棉球按压针孔，防止出血。正如《流注指微针赋》中说："出针贵缓，急则多伤。"当针退出后，要询问病人身体有无不适，同时核对针数，防止遗漏。

项目五　异常情况的处理和预防

【考纲摘要】

晕针的原因、表现和处理。

针刺异常，是指在针刺过程中发生的特殊现象。针刺治疗虽然比较安全，但如操作不慎，疏忽大意，或犯刺禁，或针刺手法不当，或对人体解剖部位缺乏全面的了解，在临床上有时也会出现一些不应有的异常情况，如晕针、滞针、弯针等。如果一旦发生异常情况，医生一定要沉着、冷静，只要医生能及时正确处理，一般不会造成严重后果，否则将会给患者带来不必要的痛苦，甚则危及生命。现将常见的针刺异常情况分述如下。

课堂互动

角色扮演模拟对突发晕针患者的应急处理，如何做好晕针的预防。

一、晕针

晕针是在针刺过程中病人发生的晕厥现象，是针刺中较常见的异常情况，医者应该注意避免。

原因：患者体质虚弱，精神紧张，或疲劳、饥饿、大汗、大泻、大出血之后，或体位不当，或医者在针刺时手法过重，致针刺时或留针过程中而发此症。

现象：患者突然出现精神疲倦、头晕目眩，面色苍白，恶心欲吐，多汗、心慌、四肢发冷，血压下降，脉象沉细，或神志昏迷，仆倒在地，唇甲青紫，二便失禁，脉微细欲绝。

处理：立即停止针刺，将针全部起出。使患者平卧，头部稍低，松开衣带，注意保暖，轻者静卧片刻，给饮温开水或糖水，即可恢复正常；重者在上述处理基础上，可刺人中、素髎、内关、足三里，艾灸百会、关元、气海等穴，即可恢复；若仍不省人事，可考虑配合其他治疗或采用急救措施。

预防：主要根据晕针发生的原因加以预防。如初次接受针刺治疗或精神过度紧张，身体虚弱者，应先做好解释工作，消除对针刺的恐惧心理，同时选择舒适持久的体位，最好采用卧位，选穴宜少，手法要轻；若饥饿、疲劳、大渴时，应待患者进食、休息、饮水后再予以针刺；医者在针刺治疗过程中，要精神专一，随时注意观察病人的神色，询问病人的感觉，一旦有不适等晕针先兆，可及早采取处理措施，防患于未然。

二、滞针

滞针是指在行针时或留针后医者感觉针下涩滞，捻转、提插、出针均感困难，而病人则感觉痛剧的现象。

原因：患者精神紧张，当针刺入腧穴后，患者局部肌肉痉挛，或行针手法不当，捻转角度过大，行针用力过猛，或向单一方向捻针，以致肌肉纤维组织缠绕针体，或留针过程中病人改变体位所致。

现象：针在体内，捻转不动，提插、出针均感困难，若勉强捻转、提插时，则病人痛不可忍。

处理：若因病人精神紧张，局部肌肉痉挛而引起的，可嘱其不要紧张，稍延长留针时间，或于滞针腧穴附近，进行循按或叩弹针柄，或在附近再刺一针，以宣散气血，而缓解肌肉痉挛；若因行针不当，或单向捻针而致，须向相反方向将针捻回，并用刮柄、弹柄法，使缠绕的肌纤维回释；若因体位改变引起的，要让患者体位恢复原位，即可消除滞针。

预防：对精神紧张者，应先做好解释工作，消除患者思想顾虑；注意行针的操作手法和避免单向捻转；若用搓法时，应注意与提插法的配合，则可避免肌纤维缠绕针身而防止滞针的发生。

三、弯针

弯针是指进针时或将针刺入腧穴后，针身在体内形成弯曲的现象。

原因：医生进针手法不熟练，用力过猛、过速，以致针尖碰到坚硬组织器官或病人在针刺或留针时移动体位，或因针柄受到某种外力压迫、碰击等，均可造成弯针。

现象：针身弯曲，针柄改变了进针或留针时刺入的方向和角度，提插、捻转及出针均感困难，患者感觉疼痛。

处理：出现弯针后，不得再行提插、捻转等手法。如针身轻微弯曲，应慢慢将针起出；若针身弯曲较大，应注意弯曲的方向，顺着弯曲方向将针慢慢退出；若由病人移动体位所致，应使患者慢慢恢复到原来体位，局部肌肉放松后，再将针缓缓起出，切忌猛抽硬拔，以防断针。

预防：医者针刺手法要熟练，指力要均匀，避免进针过速、过猛；选择适宜体位，在留针过程中，嘱患者不要随意变动体位；注意保护针刺部位，针柄不得受外物硬碰和压迫。

四、断针

断针又称折针，是指针体折断在人体内。

原因：针具质量欠佳，针身或针根有剥蚀损伤，进针前失于检查；或针刺时将针身全部刺入腧穴，行针时强力提插、捻转，肌肉猛烈收缩；或留针时患者随意变换体位；或弯针、滞针未能进行及时的正确处理，并强力拔出，均可造成断针。

现象：行针时或出针后发现针身折断，或断端部分针身尚露于皮肤外，或断端全部没入皮肤之下。

处理：出现断针后，医者态度必须从容镇静，并嘱患者不要惊慌，保持体位不变，以防断针向肌肉深部陷入。若折断处针体尚有部分露于皮肤之外，可用镊子钳出；若折断针身残端与皮肤相平或稍低，而尚可见到残端者，可用左手拇、食二指垂直向下挤压针孔两旁皮肤，使残端暴露于皮肤之外，遂即右手持镊子将针取出；若折断部分全部陷入皮下或肌肉内应在 X 线下定位，施行外科手术取出。

预防：为了防止断针，针前应认真仔细地检查针具，对不符合质量要求的针具，应剔出不用；避免过猛、过强的行针；在行针或留针时，应嘱患者不要随意更换体位；针刺时不宜将针身全部刺入腧穴，应留部分针身在体外；在进针行针过程中，如发现弯针时，应立即出针，不可强行刺入；对滞针、弯针应及时处理，不可强行拔出。

五、出血与血肿

血肿是指针刺部位出现的皮下出血而引起肿痛的现象。

原因：针尖弯曲带钩，使皮肉受损，或刺伤血管所致。

现象：出针后，针刺部位肿胀疼痛，继则皮肤呈现青紫色。

处理：若微量的皮下出血而出现局部小块青紫时，一般不必处理，可自行消退；若局部肿胀疼痛较剧，青紫面积大而且影响到活动功能时，可先做冷敷止血后，再做热敷或在局部轻轻揉按，以促使局部瘀血消散吸收。

预防：仔细检查针具，熟悉人体解剖部位，避开血管针刺；针刺手法不宜过重，切忌强力捣针，并嘱咐患者不可随便移动体位；出针时立即用消毒干棉球按压针孔片刻。

六、刺伤重要脏器组织

（一）创伤性气胸

原因：针刺胸部、背部和锁骨附近的穴位过深，刺穿了胸腔和肺组织，气体积聚于胸腔而导致气胸。

现象：患者突感胸闷、胸痛、气短、心悸，严重者则有呼吸困难、心跳加快、发绀、烦躁、出汗、虚脱、血压下降等休克现象。检查时，肋间隙变宽，外胀，叩诊呈鼓音，听诊肺呼吸音减弱或消失，气管可向健侧移位，X 线胸透可见肺组织被压缩现象。有的针刺创伤性轻度气胸者，起针后并不出现症状，而是过了一定时间才慢慢感到胸闷、胸痛、呼吸困难等症状。

处理：一旦发生气胸，应立即起针，并让患者采取半卧位休息，要求患者心情平静，切勿恐惧而反转体位。一般漏气量少者，可自然吸收。医者要密切观察，随时对症处理，如给予镇咳、消炎类药物，以防止肺组织因咳嗽扩大创口，加重漏气和感染。对严重病例需及时组织抢救，如胸腔排气、少量慢速输氧等。

预防：医者针刺时要集中思想，选好适当体位，根据患者体形肥瘦，掌握进针深度，施行提插手法的幅度不宜过大。胸背部腧穴应斜刺、横刺，不宜长时间留针。

（二）刺伤其他内脏

原因：主要是施术者缺乏解剖学、腧穴学知识，对腧穴和脏器的部位不熟悉，加之针刺过深，或提插幅度过大，造成相应的内脏受损伤。

现象：刺伤肝、脾，可引起内出血，肝区或脾区疼痛，有的可向背部放射。如出血不止，腹腔聚血过多，会出现腹痛、腹肌紧张，并有压痛及反跳痛等急腹症症状；刺伤心脏时，轻者可出现强烈刺痛，重者有剧烈撕裂痛，引起心外射血，即刻导致休克等危重情况；刺伤肾脏，可出现腰痛、肾区叩击痛、血尿，严重时血压下降、休克；刺伤胆囊、膀胱、胃、肠等空腔脏器时，可引起疼痛、腹膜刺激征等症状。

处理：损伤轻者，卧床休息一段时间后，一般即可自愈；若损伤较重，或有继续出血倾向者，应加用止血药，或局部作冷敷止血处理，并加强观察，注意病情及血压变化；若损伤严重，出血较多，出现休克时，则必须迅速采取输血等急救措施。

预防：施术者要学好解剖学、腧穴学，掌握腧穴结构，明了腧穴下的脏器组织；针刺胸腹、腰背部的腧穴时，应控制针刺深度，行针幅度不宜过大；对于尿潴留的患者，在针刺小腹部腧穴时，也应注意防止误伤膀胱等器官。

（三）刺伤脑脊髓

原因：脑脊髓是中枢神经系统的重要组成部分，它的表层分布有督脉和华佗夹脊等一些重要腧穴，如风府、哑门、大椎、风池以及背部正中线第 1 腰椎以上棘突间腧穴。若针刺过深，或针刺方向、角度不当，或刺激太强，均可伤及脑脊髓，造成严重后果。

现象：如误伤延髓时，可出现头痛、恶心、呕吐、呼吸困难、休克和神志昏迷等；如刺伤脊髓，可出现触电样感觉向肢端放射，甚至引起暂时性肢体瘫痪，有时可危及生命。

处理：当出现上述症状时，应及时出针。轻者需安静休息，经过一段时间后，可自行恢复；重者则应结合有关科室，如神经外科等，进行及时抢救。

预防：凡针刺第 12 胸椎以上督脉腧穴及华佗夹脊穴，都要认真掌握针刺深度、方向和角度，如针刺风府、哑门穴，针尖方向不可上斜，不可过深；悬枢穴以上的督脉腧穴及华佗夹脊穴，均不可深刺。上述腧穴在行针时只宜捻转手法，避免提插手法，禁用捣刺手法。

项目六　针刺注意事项

【考纲摘要】

针刺的注意事项。

应用针刺治病时，要考虑施术部位、病人体质、疾病性质、针刺时间等因素，有宜有忌。要从患者实际情况出发，避免发生不良后果。具体应用时，必须注意以下几个方面：

1. 患者在过于饥饿、疲劳，精神过度紧张时，不宜立即进行针刺。对身体瘦弱，气虚血亏的患者，针刺手法不宜过强，并应尽量选用卧位。

2. 妇女怀孕三个月以内者，不宜针刺小腹部的腧穴；怀孕三个月以上者，腹部、腰骶部腧穴也不宜针刺。三阴交、合谷、昆仑、至阴等腧穴，在怀孕期间亦禁刺。如妇女行经期，若非为了调经，亦不应针刺。

3. 小儿囟门未合时，头部的囟门及其周围的腧穴不宜针刺。

4. 有自发性出血或损伤后出血不止者，不宜针刺。

5. 皮肤有感染、溃疡、瘢痕或肿瘤的部位，不宜针刺。

6. 眼区和项部的风府、哑门等穴及脊椎部腧穴，必须注意掌握针刺的角度、方向和深度，不宜大幅度地提插、捻转和长时间留针，以免伤及重要组织器官，产生严重的不良后果。

7. 对胸、胁、腰、背、腹部内脏和大血管附近的腧穴，根据腧穴的局部解剖和病变情况，采取适宜针刺的方向、角度和深度，以免误伤。

复习思考

1. 临床上常用的双手进针法有哪几种？适用条件各是什么？

2. 简述得气的表现及得气与疗效的关系。

扫一扫，知答案

3. 影响针刺补泻效果的因素主要有哪些？临床上常用的单式补泻手法有哪些？

4. 晕针的表现和处理。

【实训目标】

　　掌握正确的练针方法、常用的进针方法、行针手法及身体各部腧穴的针刺方法。

　　掌握各种补泻手法。

　　熟悉各种辅助针刺方法。

实训项目一　毫针练针法

【实训时间】

2 学时。

【实训器具】

各种规格的毫针、75% 酒精、镊子、消毒棉球、针盘等，学生自备纸垫、纸板、棉团。

【实训步骤】

1. 纸垫、棉团练针

（1）纸垫练针　选用 1～1.5 寸毫针，以左手平执纸垫，右手拇、食指夹持针柄，使针尖垂直抵在纸垫上，然后拇指与食指、中指前后交替地捻转针柄，并向下逐渐加力，待针穿透纸垫后，另换一处反复练习。

技术要点：持针稳固，不向下滑；手臂悬空，没有依托；针身垂直，不摇不弯；进退轻巧，灵活自如。

（2）棉团练针　左手持棉团，右手持针在棉团上按手法要求进行练习。

①捻转练习　将针刺入棉团内一定深度，右手持针使针身在同一平面内来回转动，掌握捻转的角度大小，使来回角度力求一致，频率快慢均匀，并注意锻炼捻转的速度。

②提插练习　将针刺入棉团内一定深度，右手持针使针身沿纵轴作垂直运动，掌握提插的幅度大小，上下层次分明，频率快慢均匀，用力轻重一致。在此基础上，可将提插与捻转动作配合练习。

技术要点：捻转角度来回一致，操作频率快慢一致，达到动作协调；提插要求深浅适宜，幅度均匀，针身垂直。

2. 自身练针　在自己身上进行试针练习，以亲身体会指力的强弱、针刺的感觉、行针的手法等。要求自身练针时，能逐渐做到进针无痛或微痛，针身挺直不弯，刺入顺利，提插、捻转行针自如，指力均匀，手法熟练。同时，仔细体会指力与进针、手法与得气的关系，以及持针手指的感觉和受刺部位的感觉。

【实训小结】

按下表将自身和相互练针的实训内容如实地加以记录。

针刺穴位	进针方法	行针方法	针感和疼痛程度

实训项目二　毫针进针法

【实训时间】

2 学时。

【实训器具】

各种规格的毫针，75% 酒精，消毒棉球，镊子，针盘，学生自备棉团。

【实训步骤】

1. 进针法

（1）双手进针法　即左手按压、爪切，右手持针刺入，双手配合进针的操作方法。

①爪切进针法　用 1～1.5 寸毫针，取合谷、曲池、足三里、阳陵泉等穴，左手拇指或食指的指甲掐切固定针穴皮肤，右手持针，针尖紧靠左手指甲边缘快速刺入穴位。

技术要点：指甲爪切方向与经脉循行方向一致，爪切用力适当。

②夹持进针法　用 3 寸以上长针，取环跳穴，左手拇、食指捏持针体下段，露出针尖，右手拇、食指持针柄，将针尖对准穴位，双手配合，迅速将针刺入皮下，并逐步深入直至所要求的深度。

技术要点：注意刺手、押手协同配合进针。

③舒张进针法　用 2.5～3 寸毫针，取天枢穴，左手五指平伸，食、中指分张置于穴位两旁以固定皮肤，右手持针从左手食、中指之间刺入穴位。行针时，左手中、食指可夹持针体以防止弯曲，或用左手拇、食指向两侧用力，绷紧皮肤，以利于进针。

技术要点：左手指需将所针穴位皮肤绷紧固定。

④提捏进针法　用 1～1.5 寸毫针，取印堂穴，左手拇、食指将针穴两旁皮肤轻轻提捏起，右手持针从提起部的上端刺入。

技术要点：注意进针的角度为 15°～30°。

（2）单手进针法　用较短的毫针，如 1～1.5 寸毫针，取合谷穴，用右手拇、食指持针，中指指端紧靠穴位，指腹抵住针体下段；当拇指向下用力按压时，中指随之屈曲，将针刺入，直刺至所要求的深度。此法三指并用，在双穴同进针时尤为适宜。

技术要点：三指动作协调，配合进针。

2.进针的角度、方向和深度

（1）针刺角度

①直刺法　取合谷穴，用爪切进针法，将针体垂直刺入皮肤，针体与皮肤呈90°角。

②斜刺法　取列缺穴，用提捏进针法，将针体与皮肤呈45°角左右，倾斜刺入皮下。

③平刺法　取百会、神庭穴，沿皮下进针，平刺腧穴，使针体与皮肤呈15°角左右，针体几乎贴近皮肤；取印堂穴，用提捏进针法，沿皮下进针，平刺腧穴，使针体与皮肤呈15°角左右，针体几乎贴近皮肤。

（2）针刺方向　取足三里穴，用1.5寸毫针，先直刺1寸，然后将针提至皮下，向下斜刺1寸，得气后出针。

技术要点：选择合适的针刺角度，将针刺入应刺深度。注意减少进针时的疼痛。

【实训小结】

按下表将实训内容如实地加以记录。

针刺穴位	进针方法	针刺角度和深度	针感和疼痛程度

实训项目三　毫针行针法

【实训时间】

2学时。

【实训器具】

各种规格的毫针，消毒棉球，75%酒精，镊子，针盘，学生自备棉团。

【实训步骤】

1.捻转法　针体进入穴位一定深度以后，用拇指和食指持针，并用中指微抵针体，通过拇、食指来回旋转捻动，反复交替而使针体旋转。

技术要点：捻转时，拇指与食指必须均匀用力，其幅度与频率可因人而异。

2.提插法　进针后，将针从浅层插至深层，再由深层提至浅层。下插与上提的幅度、速度相同，均不分层操作，一上一下均匀提插。

技术要点：提插要求深浅适宜，幅度均匀，针身垂直。

3. 平补平泻 进针至穴位一定深度，用缓慢的速度，均匀平和用力，边捻转、边提插，上提与下插、左转与右转的用力、幅度、频率相等，并注意捻转角度要在 90°～ 180° 之间，提插幅度尽量要小，从而使针下得气，留针 20 ～ 30 分钟，再缓慢平和地将针渐渐退出。

技术要点：均匀平和用力，边捻转、边提插，以得气为度。

【实训小结】

按下表将实训内容如实地加以记录。

针刺穴位	行针方法	针刺得气深度	针感性质和程度

实训项目四　毫针补泻法

【实训时间】

2 学时。

【实训器具】

各种规格的毫针，消毒干棉球，75% 酒精棉球，棉纱球，镊子，针盘等。

【实训步骤】

1. 单式补泻手法

（1）徐疾补泻法

补法：将针刺入皮肤后，先在浅层得气，随之将针徐徐地向内推进到一定深度，疾速退针至皮下；出针时，快速出针并疾按其穴。重在徐入。

泻法：将针刺入皮肤后，疾速插入深层得气，随之徐徐地向外退针至皮下；出针时，缓缓出针并且不按其穴或缓按其穴。重在徐出。

技术要点：针刺得气后，以徐进疾退为补法，疾进徐退为泻法。

（2）提插补泻法

补法：针刺得气后，在针下得气处小幅度上下提插，重插轻提（即慢提疾按）。针上提时速度宜慢，用力宜轻；针下插时速度宜快，用力宜重。

泻法：针刺得气后，在针下得气处小幅度上下提插，轻插重提（即疾提慢按）。针上提时速度宜快，用力宜重；针下插时速度宜慢，用力宜轻。

技术要点：针刺得气后，重插轻提为补法，重提轻插为泻法。

（3）捻转补泻法

补法：针刺得气后，在针下得气处小幅度捻转，拇指向前左转时用力重，指力沉重向下；拇指向后右转还原时用力轻，反复操作。

泻法：针刺得气后，在针下得气处小幅度捻转，拇指向后右转时用力重，指力浮起向上；拇指向前左转还原时用力轻，反复操作。

技术要点：针刺得气后，拇指左转用力为补法，拇指右转用力为泻法。

（4）呼吸补泻法

补法：令患者鼻吸口呼，在呼气时进针、行针；吸气时出针。

泻法：令患者口吸鼻呼，在吸气时进针、行针；呼气时出针。

技术要点：以进针、行针、出针之时，结合病人的呼吸为基准的一种补泻方法。

（5）开阖补泻法

补法：出针后迅速按压针孔。

泻法：出针时摇大针孔，出针后不按针孔。

技术要点：以出针后是否按压针孔为基准的一种补泻方法。

2. 复式补泻手法

（1）烧山火法　呼气时将针刺入腧穴应刺深度的上 1/3（天部），得气后将针重插轻提 9 次；再将针刺入中 1/3（人部），得气后再重插轻提 9 次；然后将针刺入下 1/3（地部），得气后再重插轻提 9 次；之后将针提至上 1/3（天部），称为一度。如此反复操作数度，针下产生温热感，吸气时即将针体轻快地拔出皮肤，并疾按针孔。

技术要点：由徐疾法、提插法、呼吸法和开阖法四种单式补法组成，为针刺补法的综合应用。操作分浅、中、深三层（又称天、人、地三部），先浅后深，三进一退，重插轻提，行九阳数。

（2）透天凉法　吸气时将针刺入腧穴应刺深度的下 1/3（地部），得气后将针重提轻插 6 次；再将针提至中 1/3（人部），得气后再重提轻插 6 次；然后将针提至上 1/3（天部），得气后再重提轻插 6 次，称为一度。之后将针插至下 1/3 处，如此反复操作数度，针下产生凉感，即将针提至上 1/3 留针片刻后，随呼气时徐徐出针，不按针孔或缓按针孔。

技术要点：由徐疾法、提插法、呼吸法和开阖法四种单式泻法组成，为针刺泻法的综合应用。操作分深、中、浅三层（又称地、人、天三部），先深后浅，一进三退，重提轻插，行六阴数。

【实训小结】

按下表将实训内容如实地加以记录。

补泻手法	针刺穴位	施术过程	针感性质和程度

实训项目五　分部腧穴毫针刺法

【实训时间】

4学时。

【实训器具】

各种规格的毫针，消毒干棉球，75%酒精棉球，棉纱球，镊子，针盘等。

【实训步骤】

1. 眼球周围腧穴　承泣、睛明、球后等穴，腧穴位于眼球周围，针刺时应做到：

（1）进针前，嘱患者闭目，左手将眼球推开并固定，以充分暴露针刺部位。

（2）进针时，针沿眶骨边缘缓缓刺入0.3～0.7寸，最深不可超过1.5寸。

（3）进针后，一般不提插捻转。

（4）出针时，动作要轻缓，慢慢出针。

（5）出针后，用消毒干棉球压迫针孔2～3分钟，防止出血。

2. 耳部腧穴

（1）耳门、听宫、听会三穴，针刺时均须张口，针尖由前外向后内刺入0.5～1寸，留针时再将口慢慢闭上。

（2）耳后的完骨穴，斜刺0.5～0.8寸；翳风穴直刺0.8～1寸或从后外向内下方刺0.5～1寸。翳风穴深部正当面神经从颅骨穿出处，故进针不宜过深，以免损伤面神经。同时，针刺手法不宜过强。

3. 项部腧穴

（1）哑门、风府两穴，应向下颌方向缓慢刺入0.5～1寸，千万不能向上方斜刺，以免误入枕骨大孔，损伤延髓。

（2）风池穴，针刺深度不超过 1.2 寸较为安全。为安全考虑，进针时针尖可向鼻尖方向缓慢刺入 0.5～1 寸。

4. 颈部腧穴　天突穴，针刺时应先直刺 0.2～0.3 寸，再将针尖转向下方，沿胸骨柄后缘、气管前缘缓慢刺入 0.5～1 寸。

5. 胸部腧穴　膻中穴，一般向下平刺 0.5～0.8 寸。

6. 腹部腧穴　腹部腧穴大多可直刺 0.5～1.5 寸。

（1）上腹部腧穴　中脘穴可直刺 0.5～1.5 寸，不宜深刺。

（2）下腹部腧穴　针刺脐下曲骨、中极、横骨、关元等腧穴，均应先小便，排空膀胱，以防刺伤膀胱。可直刺或向下斜刺 0.5～1 寸。

7. 背部腧穴

（1）督脉腧穴　位于胸椎棘突下的督脉腧穴如至阳穴应向上斜刺，针刺深度均为 0.5～1 寸。针刺时，针尖通过皮肤后，针下比较轻松，到达棘间韧带后，针尖下的阻力增大；针尖穿过黄韧带进入椎管后，阻力突然消失，出现明显的落空感。此时应立即停止进针，否则可伤及脊髓。

（2）膀胱经腧穴　背部两侧深部有肺脏，故背俞穴不可直刺、深刺，一般向内侧斜刺或平刺 0.5～0.8 寸，针刺的角度以针体与皮肤夹角不大于 25° 为安全。

8. 腰部腧穴　腰部腧穴一般直刺 0.5～1.5 寸。腰椎棘突呈垂直板状，故位于腰椎棘突下的督脉腧穴直刺即可。命门穴不可向上斜刺过深，防止刺伤脊髓。第 12 胸椎至第 2 腰椎脊柱两侧的腧穴，如胃俞、三焦俞、肾俞、志室等，不可深刺或向外侧深刺，以防刺穿腹腔后壁而损伤肾脏。

9. 骶部腧穴

（1）八髎穴位置与骶后孔相应，因第一骶后孔并非直对体表，而是稍向内下方偏斜，故针刺上髎穴时，针尖应稍向内下即耻骨联合方向进针，方可透过骶后孔通向骨盆，针刺深度 1～1.5 寸，不宜过深。而次髎、中髎、下髎直刺 1 寸左右，以刺达骶后孔为宜。

（2）长强穴向上斜刺 0.5～1 寸。针刺长强穴时针尖向上与骶尾骨平行，在直肠与尾骨之间刺入，避免刺穿直肠引起感染。

注意事项：选择合适体位，穴位消毒，手指消毒，选择针具作相关腧穴的刺法练习；进针后根据需要选择合适的针刺角度、方向，将针刺入应刺深度，依上法行针，并注意行针后的得气。

【实训小结】

按下表将实训内容如实地加以记录。

针刺穴位	针刺角度和方向	针刺深度	针感性质和程度

实训项目六　辅助行针手法

【实训时间】

2学时。

【实训器具】

各种规格的毫针，消毒干棉球，75%酒精棉球，镊子，针盘等。

【实训步骤】

1. 循法操作　进针前后，使二、三、四三指平直（屈曲第一指关节），用指腹沿针刺穴位所属经脉循行路线，或穴位上下左右轻轻地循按或叩打。

技术要点：循时用力要适度，用力过大会阻碍经气的流行，使肌肉紧张度增加，产生疼痛；用力过小达不到目的。循法一般沿经而循。

2. 弹法操作（弹叩针柄法）　拇指与食指相交，对准刺入穴内的针柄尾部轻轻弹叩，使针体发生微微震颤；也可用食指一指对准针柄弹震，使针体振动。

技术要点：弹不可过猛，以免引起弯针、滞针。弹不可过频，以免产生相反作用，反使经气速去。弹法应在留针期轻轻弹叩，一般7～10次即可。

3. 刮法操作

（1）单手刮针法　拇指抵住针尾，以食指指甲轻刮针柄，由下而上；用食指抵针尾，以拇指指甲轻刮针柄，由下向上；也可用拇、中两指扶持针柄，刮针柄用食指，由上向下。

（2）双手刮针法　用左手拇指端压按针柄头上，略向下用力，左、右两手食指弯曲，指背相对，夹住针体，用右手拇指甲在针柄上下轻刮之。

技术要点：刮针时要求指力关节灵活，用力均匀。刮时指甲不宜过长或过短，要修剪平整、光滑。

4. 摇法操作　针刺入一定深度后，手持针柄，将针轻轻摇动，以行经气。或以指捻针柄，摇动针体，边摇动边退针，摇时要上下、左右摇摆，使针孔扩大，而后疾出针。

5.飞法操作 用右手拇、食两指，拇指与食指呈交互状，要拇指头向前，食指头向后，将两指弯曲。用拇指肚及食指第一节桡侧由针根部轻贴针柄由下而上呈螺旋式搓摩。两指一搓一放，如飞鸟展翅之象，力度要均匀一致，使针感有如转针，但针体不能上提。

技术要点：飞针宜缓宜均，不宜过猛，过猛易引起滞针、疼痛。力呈螺旋式，向上、向外；指法是漏斗式下紧上松。此螺旋式的力含向上提的成分，但要提之不出；含针向右转的成分，但要转之不动。飞针成功关键在经气充盈于穴中，其表现为针体自摇。

6.震颤法操作 针刺后不得气，用拇、食两指持针，轻轻地上下提插并搓捻摇动针柄，如手颤般地震动针身。

技术要点：颤法贵在轻柔，细细动摇，不宜大幅度地颤动和震摇，以免引起疼痛和滞针。

【 **实训小结** 】

按下表将实训内容如实地加以记录。

辅助手法	针刺穴位	施术过程	针感性质和程度

扫一扫，看课件

灸 法

【学习目标】

掌握灸法的基本概念、灸法的特点、灸法的操作技能。

熟悉灸法的作用及适应证。

了解灸法的注意事项及施灸禁忌。

灸法是用艾叶等易燃材料或药物点燃后，在腧穴或患处进行烧灼或熏熨，给人体以温热性刺激以防治疾病的一种疗法，也是针灸学的一个重要组成部分。

《灵枢·官能》指出："针所不为，灸之所宜。"《医学入门》也说，凡病"药之不及，针之不到，必须灸之"。由于灸法的刺激因素、作用方式与针法有明显的不同，其治疗作用与操作特点也与针法不同。

项目一 灸用材料

灸用材料主要是以艾叶加工制成的艾绒为主，但有时也要根据病情需要采用其他材料。

一、艾叶

艾叶为菊科植物艾的干燥叶，别名艾蒿、艾草，我国各地普遍野生，其中以湖北蕲州产者为佳，叶厚而绒多，故称蕲艾。由于艾叶辛、苦，性温，入脾、肝、肾经，干燥者易燃，燃烧时火力温和，可直透肌肤，具有芳香之气，能理气血、逐寒湿、通经络，故被认为是比较理想的施灸材料（图3-1）。

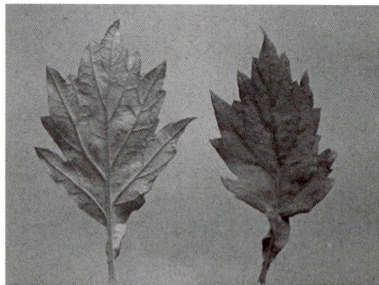

图 3-1　艾叶

二、艾绒

艾绒是将采集到的新鲜肥嫩艾叶，置于阳光下曝晒，使其干燥，然后放入石臼中，用木杵捣碎，除去粗梗，筛掉杂质尘埃，经过加工后制成细软棉绒状的艾制品。相较于其他材料，艾绒便于搓捏成大小不等的艾炷，易于燃烧；燃烧时热力温和，可穿透皮肤，直达深部。

艾绒质量对灸疗的效果会有一定的影响。质量好，无杂质，干燥，存放久的效力大，疗效好；质劣者生硬不易团聚，燃烧时火力过强，令患者难忍灼痛，甚或爆裂，火势散落，灼伤非灸位皮肤。新产艾绒内含挥发油质较多，灸时燃烧快，火力过强，燃着后烟大且艾灰易脱落，烧伤皮肤，故艾绒以陈者为佳，其点燃后火力较温和。古代有"七年之病求三年之艾"的说法。李时珍说："凡用艾叶，须用陈旧者，治令细软，谓之熟艾。若生艾灸火，则伤人肌脉。"故艾绒在制作后须经过一段时间的储藏。由于其性吸水，易于受潮，如保藏不善，则易霉变虫蛀，影响燃烧。平时应于干燥处保藏，或密闭于干燥容器内存放。每年当天气晴朗时要重复曝晒几次，以防受潮和霉烂（图3-2）。

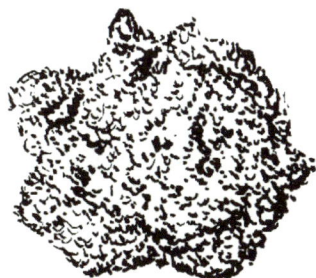

图3-2 艾绒

三、艾炷

艾炷是以艾绒为材料制成的圆锥形小体，又称为"艾团""艾丸""艾圆"等。每烧尽一个艾炷称为一壮。

艾炷的大小分为大、中、小三号，大者如蚕豆大，高与炷底直径均为1cm；中者如黄豆或半个枣核大，高与柱底直径均为0.5cm；小者如麦粒大，高与柱底直径均为0.3cm。临床应用时，艾炷的大小并非固定不变，视临床需要而定。

临床艾炷的制作：将艾绒置于平板上，用拇、食、中指边捏边旋转，直至捏成上尖下平的圆锥小体。手工制作艾炷要求紧实均匀，大小一致（图3-3）。

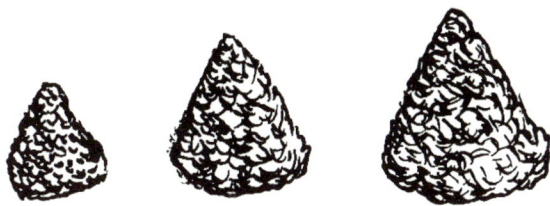

图3-3 艾炷

四、艾条

艾条又称为艾卷，是用艾绒为主要成分卷成的圆柱形长条。如艾条中添加了其他药物，称为药艾条，若未添加则称为纯艾条（清艾条）。艾条长度约20cm，直径约1.5cm，因其使用简便，故临床上应用广泛（图3-4）。

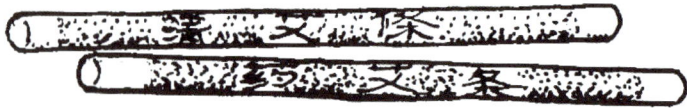

图3-4 艾条

艾条的制作：

1. 纯艾条 取艾绒25g，平铺在长26cm、宽20cm的桑皮纸上，将其卷成直径约1.5cm的圆柱形，用浆糊封口而成。卷成的艾条松紧要适中，太紧不容易燃烧，太松则易掉火星和灰烬。

2. 药艾条 药艾条即是在纯艾条中加入药物制成，根据加入药物的不同，可分为普通药艾条、雷火针、太乙针三种。

（1）普通药艾条 取肉桂、干姜、木香、独活、细辛、白芷、雄黄、苍术、没药、乳香、川椒各等分，研成细末，混入艾绒内，每支艾条加药末6g。制法同纯艾条。

（2）雷火针 又称雷火神针（雷火灸），取艾绒94g，沉香、木香、乳香、茵陈、羌活、干姜、穿山甲各9g，研细为末，过筛，加入麝香少许。取棉皮纸二方，一方平置桌上，一方双折重覆于上。铺洁净艾绒于其上，拿木尺等物轻轻叩打使之均匀成一平方形，然后将药末匀铺于艾绒上，卷成爆竹状，外涂鸡蛋清，以桑皮纸厚糊六七层，阴干勿令泄气。雷火针首见于《本草纲目》，附载于"神针火"条之末。因其操作方式与针相仿，隔数层纸或布实按于腧穴上，故称为"针"。

（3）太乙针 又称太乙神针（太乙灸），其药物配方历代各家记载有异。近代配方为：人参125g，三七250g，山羊血60g，千年健500g，钻地风500g，肉桂500g，川椒500g，乳香500g，没药500g，穿山甲250g，小茴香500g，苍术500g，蕲艾2000g，甘草1000g，防风2000g，麝香少许，共研为末。取棉皮纸一层，高方纸二层（纸宽41cm，长40cm），内置药末25g左右，卷紧成爆竹状，越紧越好，外用桑皮纸厚糊6～7层，阴干待用。

五、其他材料

除了用艾叶制成的艾绒制品外，临床上还采用一些其他的灸用材料，包括火热类和非火热类两种，火热类如灯心草、黄蜡、桑枝、桃枝、硫黄、药锭、药捻、药笔、药饼等；非火热类如毛茛、斑蝥、旱莲草、大蒜、白芥子等。这些材料的性味、归经及成分各不相同，灸时燃火大小徐疾各异，因其所宜，适用于各种不同病症。

项目二 灸法的分类与操作

【考纲摘要】
　　各种灸法的操作方法。

　　灸法源于单纯的艾灸，经过几千年的发展，衍化出多种不同的灸法，依据施灸材料的不同可分为艾灸法和非艾灸法两大类。艾灸法根据操作方式的不同，可分为艾炷灸、艾条灸、温针灸、温灸器灸等。其中艾炷灸根据是否直接置于皮肤穴位上燃灼，又分为直接灸和间接灸两种。根据不同的使用方法，艾条灸又分为实按灸和悬起灸两种。此外，非艾灸类包括如灯火灸、黄蜡灸、药捻灸、药线等，以及一些刺激性药物的灸法（灸法具体分类见下表）。

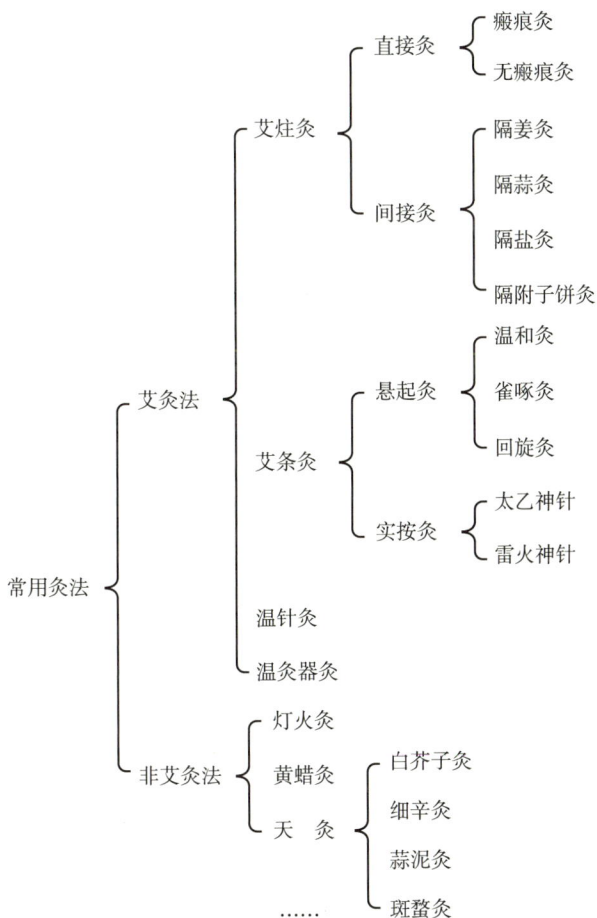

```
                                             ┌ 瘢痕灸
                              ┌ 直接灸 ┤
                              │          └ 无瘢痕灸
                              │          ┌ 隔姜灸
                    ┌ 艾炷灸 ┤          │
                    │        │          │ 隔蒜灸
                    │        └ 间接灸 ┤
                    │                   │ 隔盐灸
                    │                   │
                    │                   └ 隔附子饼灸
                    │                   ┌ 温和灸
          ┌ 艾灸法 ┤          ┌ 悬起灸 ┤ 雀啄灸
          │        │          │         └ 回旋灸
          │        │ 艾条灸 ┤          ┌ 太乙神针
          │        │          └ 实按灸 ┤
          │        │                    └ 雷火神针
 常用灸法 ┤        │ 温针灸
          │        └ 温灸器灸
          │                   ┌ 灯火灸
          │                   │ 黄蜡灸    ┌ 白芥子灸
          └ 非艾灸法 ┤        │            │ 细辛灸
                              │ 天  灸 ┤  蒜泥灸
                              │           │
                              └ ……         └ 斑蝥灸
```

一、艾炷灸

将艾炷放在穴位上施灸，称为艾炷灸。艾炷灸分为直接灸和间接灸两种。

1. 直接灸 将艾炷直接放在皮肤上点燃施灸。根据施灸部位有无灼伤化脓，而进一步分为化脓灸（瘢痕灸）和非化脓灸（非瘢痕灸）。

（1）化脓灸 化脓灸灼烧较重，可使局部皮肤溃破化脓，结痂后留下瘢痕，故又称为烧灼灸、瘢痕灸。

临床上此法多用于治疗慢性哮喘、慢性胃炎、风湿病、脾胃虚寒及体质虚弱等疾患，有较好的临床疗效，但因施灸处皮肤遗留有瘢痕，临床不易被患者接受。化脓灸施灸方法和灸后处理如下：

①选取适当体位及选准施灸部位 因治疗时间较长，艾炷须安放稳当，治疗时有一定的疼痛，故选取适当的体位是非常有必要的。体位选择完毕后，再予选取施灸穴位，穴位确定后用笔做一标记。

②施灸 在穴位皮肤上涂少许大蒜汁、凡士林等，立即将艾炷黏附在穴位上，并用线香点燃。待艾炷自然燃尽，用镊子除去艾灰，另换一炷依法再灸。每换一炷需涂蒜汁1次，如此反复，灸完规定的壮数。一般每穴灸3壮，或者5～9壮。

③灸后 灸疗完毕后，用消毒棉球将局部擦拭干净，贴上玉红膏，1～2日更换一次。数日后，灸处出现无菌性化脓，如脓液较多，应勤换膏药；7～10日结痂，形成灸疮，35～45日痂壳脱落，形成瘢痕。如遇灸疮久不愈合者，可用外科方法予以处理。

（2）非化脓灸 本法以患者温、热感为主，不求化脓留下灸疮。其操作方法是：先将施灸部位涂上少量凡士林，然后将小艾炷放在穴位上，将其点燃，在患者感觉灼痛时立即用镊子将艾炷夹去或压灭，更换艾炷再灸，直至灸完规定的壮数。一般每穴3～7壮，以局部皮肤出现红晕为度。

此法在临床上适用广泛，一般常见病均可应用，尤其适用于气血虚弱、小儿发育不良、虚寒证等。因其痛苦小，灸后不留瘢痕，易为患者接受。

2. 间接灸 将某些药物衬隔于艾炷与皮肤之间施灸的一种方法，也称隔物灸、间隔灸。由于衬隔药物的不同，又可分为多种灸法。

（1）隔姜灸 切取厚0.2～0.3cm新鲜生姜一片，在姜片中心用针穿刺数孔，上置艾炷放于穴位上，以火引燃施灸，待患者觉灼痛时，可将姜片上提少许，稍待片刻后重新放下再灸。艾炷燃尽后另换一炷依前法再灸，直到局部皮肤潮红为止。一般每穴灸5～7壮。此法具有温中、散寒、止呕、解表的作用，对风寒咳嗽、慢性泄泻、腹痛、呕吐、风寒湿痹、痛经、恢复期面瘫等均可应用，尤其适用于寒证（图3-5）。

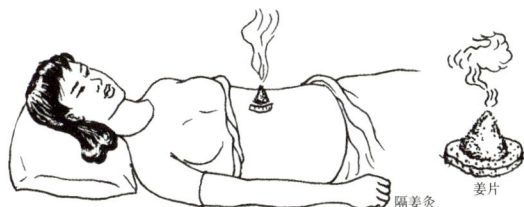

图3-5 隔姜灸

（2）隔蒜灸　切取厚0.2～0.3cm新鲜蒜片，在蒜片中心用针穿刺数孔，上置艾炷放于穴位上，以火引燃施灸，待患者觉灼痛时，可将蒜片上提少许，稍待片刻后重新放下再灸。艾炷燃尽后另换一炷依前法再灸，直到局部皮肤潮红为止。也可将大蒜捣烂制成蒜泥，敷于患处，放置艾炷点燃施灸。此法具有消肿、散结、止痛的作用，多用于未溃之化脓性肿块，如乳痈、疖肿、瘰疬、牛皮癣、神经性皮炎、关节炎、手术瘢痕等病症。

（3）隔盐灸　又称神阙灸，用于脐部施灸。方法是：让患者仰卧屈膝，暴露腹部，用干燥食盐将脐孔填平。如患者肚脐凸出，可用湿棉条围脐，填盐其中，上置艾炷，用火点燃施灸。若患者感到灼痛时即用镊子夹住艾炷，上提片刻，待热消退后，去残炷另换一炷再灸；也可以在食盐和艾炷之间衬隔姜片施灸，至灸完规定壮数为止。此法具有回阳、救逆、固脱的作用，可治疗急性腹痛、泄泻、痢疾、风湿痹证及阳气下陷、虚脱等证。

（4）隔附子饼灸　将附子切细研末，以黄酒调和制成直径1～2cm、厚0.3～0.5cm的药饼，中心用针穿刺数孔。上置艾炷放于穴位上或患处点燃施灸，当患者感觉灼痛时另换一炷再灸，一般每穴灸5～10壮。附子辛温大热，有温肾扶阳、补益命门的作用，故多用于治疗各种气虚、阳虚证，如男性肾阳虚所致的阳痿、早泄、不育症，女性宫寒不孕、痛经、闭经；另阴疽久不化脓也不收口的外科疾患亦可用此法治疗。根据病情选择部位施灸，饼干更换，直至皮肤潮红为止。

此外，间接灸法中还有隔豆豉饼灸、黄土灸、黄蜡灸、巴豆灸、硫黄灸等30余种灸法，内容相当丰富，均是选用不同药物或是综合多种药物，以针对不同病症的灸法。

二、艾条灸

艾条灸是用艾条在穴位上熏烤或温熨的施灸方法。艾条灸分为悬起灸和实按灸两种。

1.悬起灸　是将点燃的艾条悬于施灸部位之上的一种灸法，一般艾火距皮肤2～3cm，灸10～15分钟，以灸至皮肤温热红晕而又不致烧伤皮肤为度。根据操作方法的不同，悬起灸又分为温和灸、回旋灸和雀啄灸。

（1）温和灸　点燃艾条的一端，将之悬垂于施灸腧穴的上方熏烤，一般艾火与皮肤间的距离保持在2～3cm，以患者自觉温热而无灼痛为宜。施灸时间10～15分钟，以皮肤潮红为度。对于小儿或昏迷患者，施术者可将自己的食指和中指置于施灸部位两侧，以感知局部受热情况，以便随时调整距离，防止烫伤。此法临床应用广泛，适用于一切灸法的适应证（图3-6）。

（2）雀啄灸 施灸时，艾条点燃的一端与施灸部位的皮肤并不固定在一定的距离，而是像鸟啄食一样，一上一下移动。此法热感较强，适用于施灸部位面积小或小儿疾患、胎位不正等（图3-7）。

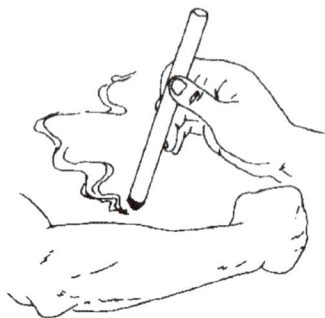

图3-6 温和灸

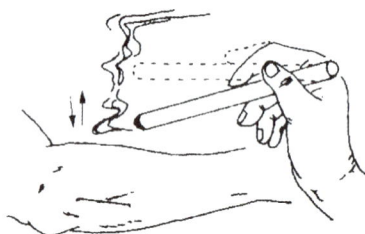

图3-7 雀啄灸

（3）回旋灸 施灸时，艾条点燃的一端与施灸皮肤保持一定距离，同时均匀地向左右方向移动或反复旋转移动。此法热感较广，适用于施灸部位面积较大或风湿痹证、瘫痪等（图3-8）。

2. 实按灸 施灸时先在施灸腧穴或患处垫上布或绵纸数层，然后将有药艾条的一端点燃，趁热按到施灸部位上，至患者感觉烫不可忍，迅速提起艾条，待热减后再次按压提起。如此反复施术，使热力透达深部，一般每穴每次按灸7～10次。由于用途不同，艾绒里掺入的药物处方各异。此法多适用于顽痹、痿证等。

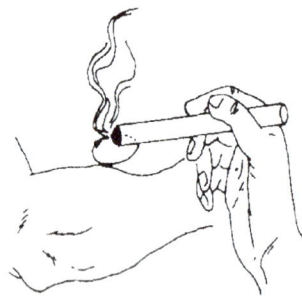

图3-8 回旋灸

三、温针灸

温针灸是针刺与艾灸结合应用的一种方法，适用于既需要留针而又适宜用艾灸的病症。操作方法是：将针刺入腧穴得气后，给予适当补泻手法而留针时，将纯净细软的艾绒捏在针尾上，或用长约2厘米的艾条段插在针柄上，点燃施灸。待艾绒或艾条烧完后除去灰烬，将针取出。操作时可于施灸部位之下方垫放硬纸片一块，以防艾火脱落，烧伤皮肤或衣物（图3-9）。

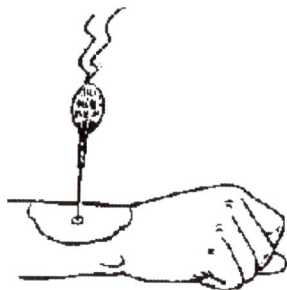

图3-9 温针灸

四、温灸器灸

温灸器又名灸疗器，是一种专门用于施灸的器具，用温灸器施灸的方法称温灸器灸。临床常用的有温灸盒和温灸筒。

温灸盒是一种特制的盒形灸具，内装艾卷或无烟艾条，每次灸15～30分钟，适用于较大面积的灸治，尤其适用于腰、背、臀、腹等部位（图3-10）。温灸筒为筒状形的金属灸具，常用的有平面式和圆锥式两种。平面式底部面积较大，布有许多小孔，内套有小筒，用于放置艾绒施灸，适用于较大面积的施灸。圆锥式底面小，只有一个小孔，适用于点灸某一穴位（图3-11）。

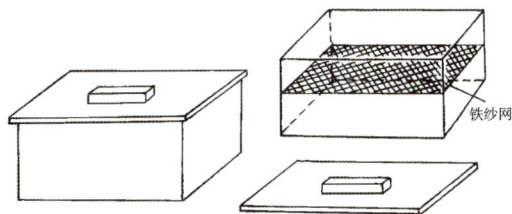

图 3-10　温灸盒

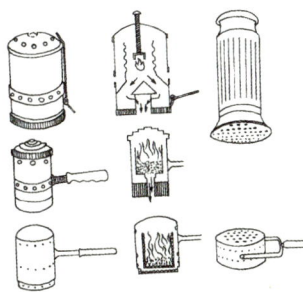

图 3-11　温灸筒

五、其他灸法

1. 灯火灸　又名灯草灸、油捻灸、十三元宵火，也称神灯照，是民间沿用已久的简便灸法。方法是：用灯心草一根，以麻油浸之，燃着后用快速动作对准穴位焠灸，猛一接触听到"叭"的一声迅速离开，如无爆焠之声可重复1次。此法具有疏风解表、行气化痰、安神止搐等作用。此法多用于治疗小儿疔腮、小儿脐风和胃痛、腹痛、痧胀等病症。

2. 黄蜡灸　是指以黄蜡为施灸材料的施灸方法。取面粉适量，用水调和制成条状，按疮疡范围大小围成一圈，高3～4cm，底部紧贴于皮肤上，以无空隙渗漏为准；圈外用棉布或卫生纸数层覆盖，防止炭火烘肤。圈内填入黄蜡屑0.6～1.0cm厚。用铜勺盛炭火置于黄蜡上烘烤，使黄蜡熔化。疮疡浅者，皮肤上觉热痛难忍时即移去炭火停灸；疮疡深者，如不觉热痛可再入蜡片，随化随填至圈满为度，仍用炭火使蜡液沸动，于热痛不可忍时移去炭火，用少许冷水浇于蜡上，待蜡冷却凝结后将其与面圈、围布一起揭去。此法多用于灸治各种疮疡，疮浅者1～3次便消，疮深者3～4次即可脓去肿消而愈。

3. 天灸　又称药物灸、发疱灸，是用对皮肤有刺激性的药物，涂敷于穴位或患处，使局部充血、起疱，犹如灸疮，故名天灸。所用药物多是单味中药，也有用复方，其常用的有白芥子灸、蒜泥灸、斑蝥灸等。

（1）白芥子灸　将白芥子研成细末，用水调和，敷贴于腧穴或患处。利用其较强的刺激作用，敷贴后促使发疱，借以达到治疗目的。一般可用于治疗关节痹痛、口眼㖞斜，或配合其他药物治疗哮喘等症。

（2）蒜泥灸　将大蒜捣烂如泥，取 3～5g 贴敷于穴位上，敷灸 1～3 小时，以局部皮肤发痒发红起疱为度。如敷涌泉穴治疗咯血、衄血，敷合谷穴治疗扁桃体炎，敷鱼际穴治疗喉痹等。

（3）斑蝥灸　将芫青科昆虫南方大斑蝥或黄黑小斑蝥的干燥全虫研末，用醋或甘油、酒精等调和。使用时先取胶皮一块，中间剪一小孔，如黄豆大，贴在施灸穴位上，以暴露穴位并保护周围皮肤，将斑蝥粉少许置于孔中，上面再贴一胶布固定即可，以局部起疱为度，可治疗癣痒等症。

项目三　灸法的作用

【考纲摘要】

灸法的作用。

一、温经散寒

《素问·异法方宜论》记载："北方者，天地所闭藏之域也，其地高陵居，风寒冰冽……藏寒生满病，其治宜灸焫。"可见灸法具有温经散寒的功能。临床上常用于治疗寒凝血滞、经络痹阻所引起的寒湿痹痛、痛经、经闭、胃脘痛、寒疝腹痛、泄泻、痢疾等。

二、扶阳固脱

《扁鹊心书》记载："真气虚则人病，真气脱则人死，保命之法，灼艾第一。"《伤寒论·辨厥阴病脉证并治》云："伤寒脉促，手足厥逆，可灸之。"可见，阳气不足或欲脱之危证，皆可用灸法，以扶助虚脱之阳气。临床上多用于治疗脱证和中气不足、阳气下陷而引起的遗尿、脱肛、阴挺、崩漏、带下、久泻、久痢、痰饮等。

三、消瘀散结

《灵枢·刺节真邪》记载："脉中之血，凝而留止，弗之火调，弗能取之。"气为血帅，血随气行，气得温则行，气行则血亦行。灸能使气机通畅，营卫调和，故瘀结自散。所以临床常用于治疗气血凝滞之疾，如乳痈初起、瘰疬、瘿瘤等。

四、防病保健

《诸病源候论·小儿杂病诸疾》记载："河洛间土地多寒，儿喜病惊。其俗生儿三日，喜逆灸以防之，又灸颊以防噤。"《备急千金要方·针灸上》云："凡入吴蜀地游宦，体上常须两三处灸之，勿令疮暂瘥，则瘴疠温疟毒气不能着人也。"《扁鹊心书·须识扶阳》说："人于无病时，常灸关元、气海、命门、中脘……虽未得长生，亦可保百余年寿也。"《医说·针灸》也说："若要安，三里莫要干。"说明艾灸足三里有防病保健作用，今人称之为"保健灸"，也就是说无病施灸，可以激发人体的正气，增强抗病的能力，使人精力充沛，长寿不衰。

项目四　灸法的注意事项

【考纲摘要】
灸法的注意事项。

一、施灸的先后顺序

古人对施灸的先后顺序有明确的要求。《备急千金要方·针灸上》记载："凡灸当先阳后阴……先上后下。"《明堂灸经》也指出："先灸上，后灸下；先灸少，后灸多。"临床上一般是先灸上部，后灸下部，先灸阳部，后灸阴部，壮数是先少而后多，艾炷是先小而大。但在特殊情况下，则可酌情而施。如脱肛时，即可先灸长强以收肛，后灸百会以举陷。因此不可过于拘泥。

二、施灸的补泻方法

艾灸的补泻，始载于《黄帝内经》。《灵枢·背腧》说："以火补者，毋吹其火，须自灭也。以火泻者，疾吹其火，传其艾，须其火灭也。"这是古人对施灸补泻操作方法的具体载述。《针灸大成·艾灸补泻》也记载："以火补者，毋吹其火，须待自灭，即按其穴。以火泻者，速吹其火，开其穴也。"在临床上可根据患者的具体情况，结合腧穴性能，酌情运用。

三、施灸的禁忌

1. 对实热证、阴虚发热者，一般均不适宜灸疗。

2. 对颜面、五官和有大血管的部位及关节活动部位，不宜采用瘢痕灸。

3. 孕妇的腹部和腰骶部也不宜施灸。

四、灸后的处理

施灸后，局部皮肤出现微红灼热，属于正常现象，无须处理。如因施灸过量，时间过长，局部出现小水疱，只要注意不擦破，可任其自然吸收。如水疱较大，可用消毒的毫针刺破水疱，放出水液，或用注射针抽出水液，再涂以甲紫，并以纱布包敷。如用化脓灸者，在灸疮化脓期间，要注意适当休息，加强营养，保持局部清洁，并可用敷料保护灸疮，以防污染，待其自然愈合。如处理不当，灸疮脓液呈黄绿色或有渗血现象者，可用消炎药膏或玉红膏涂敷。

此外，施灸时应注意艾火勿烧伤皮肤或衣物。用过的艾条、太乙针等，应装入小口玻璃瓶或筒内，以防复燃。

复习思考

1. 简述灸法的特点。

2. 化脓灸的操作有何注意事项？灸疮发生后应如何处理。

3. 灸法的种类有很多并各有其特点，临床上如何选择？

扫一扫，知答案

【实训目标】
　　掌握不同大小艾炷的制作技术，重点掌握非化脓灸、隔物灸、悬灸、温针灸的操作。

实训项目　灸法练习

【实训时间】
2 学时。

【实训器具】
粗细艾绒，生姜，艾条，毫针，消毒棉球，75% 酒精棉球，打火机，线香，凡士林等。

【实训步骤】

1. 制作艾炷　将艾绒置于平板上，用拇、食、中指边捏边旋转，直至捏成上尖下平的圆锥小体。手工制作艾炷要求紧实均匀，大小一致。要求：艾炷要紧实而不松散，大艾炷如蚕豆大，中艾炷如黄豆大，小艾炷如麦粒大。

操作要点：要求搓捏紧实，底座平整，清除杂质不易爆燃。

2. 非化脓灸　先将施灸部位涂上少量凡士林，然后将小艾炷放在穴位上，将其点燃，在患者感觉灼痛时立即用镊子将艾炷夹去或压灭，更换艾炷再灸，直至灸完规定的壮数，一般每穴 3 ～ 7 壮，以局部皮肤出现红晕为度。

操作要点：动作连贯，注意每壮施灸时间，防止烫伤。

3. 隔姜灸　切取厚 0.2 ～ 0.3cm 新鲜生姜一片，在姜片中心用针穿刺数孔，上置艾炷放于穴位上，以火引燃施灸，待患者觉灼痛时，可将姜片上提少许，稍待片刻后重新放下再灸。艾炷燃尽后另换一炷依前法再灸，直到局部皮肤潮红为止。一般每穴灸 5 ～ 7 壮。

操作要点：姜片大小均等，厚薄适中，火温适度，防止烫伤；及时更换艾炷，控制温度。

4. 悬灸

（1）温和灸　点燃艾条的一端，将之悬垂于施灸腧穴的上方熏烤，一般艾火与皮肤间的距离保持在 2 ～ 3cm，以患者自觉温热而无灼痛为宜；施灸时间在 10 ～ 15 分钟，以皮肤潮红为度。

（2）雀啄灸　将艾条点燃的一端，在施灸部位上做一上一下的移动，像鸟啄食一样。

（3）回旋灸　艾条点燃的一端与施灸皮肤保持一定距离，同时均匀地向左右方向移动或反复旋转移动。

操作要点：随时调节施灸距离，掌握施灸时间，防止烫伤。

5. 温针灸　将针刺入腧穴得气后并给予适当补泻手法而留针时，将纯净细软的艾绒捏在针尾上，或用长约 2 厘米的艾段，插在针柄上，点燃施灸。待艾绒或艾条烧完后除去灰烬，将针取出。操作时可于施灸部位之下方垫放硬纸片一块，以防艾火脱落，烧伤皮肤或衣物。

操作要点：捏加的艾团要求紧实光圆，轻轻摇晃不松散脱落。

【实训小结】

按下表将实训内容如实地加以记录。

施治部位	方法选用	具体方式	操作体会	自我评价

扫一扫，看课件

模块四

拔罐法

【学习目标】

掌握各种拔罐法的操作及临床运用。

熟悉拔罐法的作用及适应证。

了解拔罐法的注意事项及各种拔罐异常情况的处理。

拔罐法是以罐为工具，利用燃烧排除罐内空气，造所负压，使之吸附在腧穴或应拔部位的皮肤上，造成被拔部位的皮肤充血、瘀血，以达到防治疾病目的的方法。

拔罐法，又称吸筒疗法，古称角法，在马王堆汉墓出土的帛书《五十二病方》中就已有记载，历代中医文献中亦多有论述，起初主要为外科治疗疮疡时，用来吸血排脓。随着医疗实践的不断发展，罐的质料大有改进，拔罐的方法也有发展，治疗的范围也逐渐扩大，除了外科，也用于内科等一部分病症，并且经常和针刺配合使用。

项目一　罐的种类

罐的种类很多，目前常用的有玻璃罐、竹罐、陶罐、抽气罐及多功能罐等。

课堂互动

不同种类的罐，我们如何选取呢？

一、竹罐

用直径 3～5cm 坚固无损的竹子，截成 6～10cm 长的竹筒，一端留节作底，另一端作罐口，用刀刮去青皮及内膜，用砂纸磨光，使筒口光滑平正，制成形如腰鼓的竹罐（图

4-1）。竹罐的优点是取材容易，经济易制，轻巧价廉，不易摔碎，并适于煎煮；缺点是容易燥裂、漏气，吸附力不大。

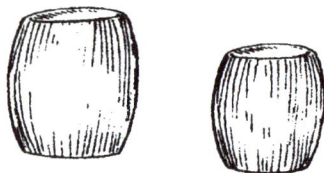

图 4-1　竹罐

二、陶罐

用陶土烧制而成，有大有小，罐口光正，肚大而圆，两端较小，中间略向外凸出。优点是吸附力大；缺点是质地较重，易于摔碎。

三、玻璃罐

玻璃罐是由玻璃制成的，目前最常用（图 4-2）。形如球状，罐口平滑，分大、中、小三种型号，也可用广口罐头瓶代替。优点是质地透明，使用时可以观察到罐内皮肤充血、瘀血的程度，便于随时掌握情况；缺点也是容易摔碎、损坏。

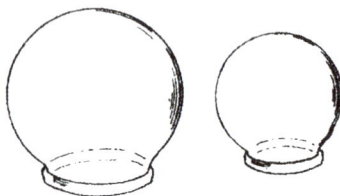

图 4-2　玻璃罐

四、抽气罐

以前用青、链霉素药瓶或类似的小药瓶，将瓶底切去磨平，切口须光滑，瓶口的橡胶塞须保留完整，以便于抽气使用。近年来，多用透明塑料制成，上面加置活塞，便于抽气。新型的抽气罐有连体式与分体式两类，使用方便，吸着力强且较安全，又不易破碎，是当今应用较多的拔罐工具（图 4-3）。

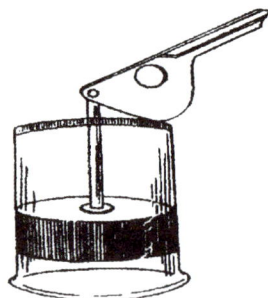

图 4-3　连体式抽气罐

五、多功能罐

多功能罐，指其功能较多的罐，如有一种罐，内有一凹斗，可依治疗需要放入药液或药末、药片，施治时药物可慢慢敷布于治疗部位，从而加强疗效。且这种火罐口厚圆，有特殊设计的口嘴，附着皮肤不吸肉，尤适用于走罐法治疗疾病，并容易吸着于一般不易着罐的部位，如颈下、腋下等。

另一种多功能罐，其结构是采用具有弹性的橡胶压制成罐，在罐内顶部有一个与罐体连为一体的圆形小杯，杯内装有一块特别的永磁体，治疗时将其吸拔于腧穴部，使罐内的磁体贴聚或浮在腧穴位置上，在负压、磁场的共同作用下，达到止痛、止咳、平喘、消炎、镇静、降压、减肥和强身保健之功效。其操作十分简便，只需用手挤压罐体即可使其吸拔于施术部位，缺点是吸拔力不强。

项目二　拔罐的吸拔与起罐方法

【考纲摘要】
　　拔罐方法。

一、拔罐的吸拔方法

　　拔罐的吸拔方法是指排空罐内的空气，使之产生负压而吸附在拔罐部位的方法。常用的有以下几种方法：

　　1. 火罐法　火罐法是利用火在罐内燃烧时产生的热力排出罐内空气，形成负压，使罐吸附在皮肤上的方法，具体方法又有以下几种：

　　（1）闪火法　用镊子或止血钳夹住 95% 酒精棉球，点燃后在罐内壁中上段绕 1～2 圈，将火退出（图 4-4），迅速将罐罩在应拔的部位。此法因罐内无火，比较安全，是最常用的拔罐方法。但需注意切勿将罐口烧热，以免烫伤皮肤。

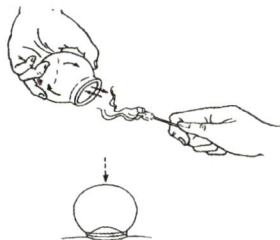

图 4-4　闪火法

　　（2）投火法　用小纸条或酒精棉球，点燃后投入罐内，迅速将罐罩在应拔的部位（图 4-5）。此法由于罐内有燃烧物易落下烫伤皮肤，故适宜于侧面横拔。

　　（3）滴酒法　用 95% 酒精或白酒，滴入罐内 1～3 滴（切勿滴酒过多，以免拔罐时流下，烧伤皮肤），沿罐内壁摇匀，用火点燃后，迅速将罐罩在应拔的部位。

　　（4）贴棉法　用大小适宜的一块酒精棉片，贴在罐内壁的中、上段，用火将酒精棉点燃后，迅速罩在应拔的部位。此法需注意棉花浸酒精不宜过多，否则燃烧的酒精滴下时，容易烫伤皮肤。

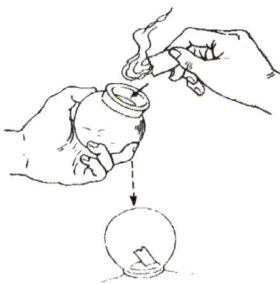

图 4-5　投火法

　　（5）架火法　用不易燃烧、传热的块状物作支架，如瓶盖、小酒盅等（其直径要小于罐口），置于应拔部位，然后将 95% 的酒精棉球置于瓶盖或酒盅内，用火点燃后，将罐迅速罩下（图 4-6）。

　　2. 煮罐法　此法一般选用竹罐。先将竹罐放在锅内加水煮

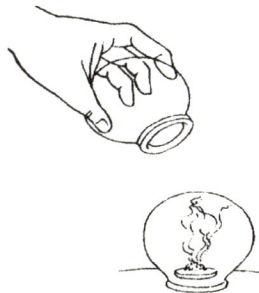

图 4-6　架火法

沸，然后用镊子倒夹罐子的底端，甩去罐内的沸水，并迅速用折叠的冷毛巾紧扣罐口，等罐口迅速降温后立即将罐按在施术部位，即能吸附。根据疾病治疗的需要，在锅内放入药物，如羌活、独活、当归、红花、麻黄、艾叶、川椒、木瓜、川乌、草乌等，即称药罐法。

3. 抽气法 先将抽气罐放在施术部位，然后用注射器或抽气筒抽出罐内空气使之形成负压，即能吸住。此法适用于任何部位的拔罐。

知 识 链 接

罐 斑

拔罐时，皮肤对拔罐的刺激会产生各种反应（主要为皮肤颜色和形态的变化），我们称之为"罐斑"。常见的罐斑有潮红、紫红或紫黑色瘀斑，小点状紫红色的疹子，同时还常伴有不同程度的热痛感。

二、起罐方法

起罐亦称脱罐。用一手拿住火罐，另一手将火罐口边缘的皮肤轻轻按下，或将罐子特制的进气阀拉起，待空气缓缓进入罐内后，罐即落下。切不可硬拔，以免损伤皮肤。

项目三　拔罐法的运用

【考纲摘要】
　　拔罐的注意事项。

一、常用拔罐法

临床拔罐时，可根据不同的病位、病情，选用不同的拔罐法，常用的拔罐法有以下几种：

1. 留罐 留罐又称坐罐，即将罐吸拔在体表后，留置一定时间，一般留置 10～15 分钟，然后将罐起下。此法是常用的一种方法，一般疾病均可应用，但应注意罐大吸拔力强的应当减少留罐时间，肌肤薄浅处，留罐时间也不宜过长，以免损伤皮肤。

2. 走罐　走罐亦称推罐，即拔罐时先在所拔部位的皮肤或罐口上，涂一些凡士林等润滑油脂，再将罐拔住，然后施术者以手握住罐子，即后边着力，前边略提起，慢慢向前推动，这样在皮肤表面上下或左右往返推拉数次，至皮肤潮红为止。此法适用于面积较大，或肌肉丰厚部位，如脊背、腰臀、大腿等部位。

3. 闪罐　即将罐拔住后，立即起下，如此反复吸拔多次，直至皮肤潮红为止。多用于局部皮肤麻木或功能减退的虚证病例，如面瘫等。

4. 刺血拔罐　刺血拔罐又称刺络拔罐，即在应拔部位的皮肤消毒后，用三棱针点刺或用皮肤针叩刺出血后，再将火罐吸拔于刺血的部位，以加强刺血法的作用。一般刺血后拔罐留置 5 ～ 10 分钟，适用于各种急慢性软组织损伤、神经性皮炎、皮肤瘙痒、丹毒、痤疮、乳痈等。

5. 针罐　先在一定部位施行针刺，待达到一定的刺激量后，将针留在原处，再将罐拔在以针为中心的部位上。此法能起到针罐配合的作用，多用于治疗风湿病。

6. 药罐　常用的药罐方法有两种。

（1）煮药罐　将配制的药物装入布袋内，扎紧袋口，放入清水内，煮至适当浓度，再把竹罐投入药汁内煮 15 分钟，使用时，按水罐法吸拔在需要的部位上，多用于风湿痛等病。常用药物配方：麻黄、蕲艾、羌活、独活、防风、秦艽、木瓜、川椒、生乌头、曼陀罗花、刘寄奴、乳香、没药各 10g。

（2）储药罐　在抽气罐内事先盛储药液（为罐子的 1/3 ～ 1/2）。常用的药液为辣椒液、两面针酊、生姜汁、风湿药酒等。然后按抽气罐操作法，抽去空气，使罐吸在皮肤上。常用于风湿痛、哮喘、咳嗽、感冒、溃疡病、慢性胃炎、消化不良、牛皮癣等。

知 识 链 接

更年期综合征拔罐处方

取夹脊穴及背部督脉、足太阳膀胱经穴，行走罐法，以皮肤色泽潮红、紫红为度，每次 10 ～ 15 分钟。隔日 1 次，5 次为 1 个疗程。

二、注意事项

1. 拔罐时要选择舒适体位，应根据不同部位，选择不同口径的火罐，注意尽量选择肌肉丰满、富有弹性、没有毛发和骨骼凸凹的部位，防止罐子进气脱落。

2. 皮肤有溃疡、水肿及大血管部位，不宜拔罐；孕妇的腹部及腰骶部也不宜拔罐。

3. 拔罐时要根据所拔部位的面积大小而选择大小适宜的罐子。若应拔的部位有皱纹，或火罐稍大，不易吸拔时，可做一薄面饼，置于所拔部位，以增加局部面积，即可拔住。操作时必须迅速，才能使罐拔紧，吸附有力。

4. 常有自发性出血和损伤后出血不止的患者，不宜使用刺血拔罐法。

5. 起罐时手法要轻巧而缓慢，不可硬拔或转动，以防摔碎火罐或损伤皮肤。

6. 如出现烫伤、水疱，小的水疱可不必处理，任其自然吸收；若水疱较大或皮肤有破损，应用消毒针具刺破水疱，或用注射器抽出水液，然后涂以甲紫，并以纱布包裹，防止感染。

项目四　拔罐的作用及临床应用

【考纲摘要】

拔罐的作用和适用范围。

一、拔罐的作用

中医认为拔罐疗法可通过在皮肤上吸拔，开泄腠理，使充斥于体内的邪气排出体外。邪出正复，经络气血得以通畅，增强脏腑组织功能，调理逆乱气机，调节阴阳平衡，起到祛风除湿、温经散寒、行气活血、舒筋通络、调整虚实、温固阳气、清热泻火、止痛消肿、泄毒排脓、扶正祛邪等作用。结合现代医学理论知识和对拔罐疗法的进一步研究，拔罐的作用主要体现在以下几个方面：

课堂互动

有人认为拔罐可以美容减肥，你同意他的观点吗？

1. 负压作用　现代医学认为拔罐时罐内所形成的负压作用使局部的血管充血、扩张，血液循环加快，从而改变局部组织的营养，加速代谢产物的排泄，增强机体的免疫功能，达到防病治病的目的。

2. 刺激神经作用　现代研究认为神经系统功能紊乱或神经损伤，通过拔罐疗法能有效地刺激、调节神经功能，使局部营养因子增多，有利于损伤神经的修复。临床上常利用这一作用治疗神经衰弱引起的失眠、头痛、健忘，脑血管意外而致的肢体偏瘫及颈椎病、坐骨神经痛引起的上、下肢麻木等。

3. 温热和调节作用　拔罐法对局部皮肤有温热刺激作用，以大火罐、水罐、药罐最明显。温热和负压刺激，除可加快血液循环，促进新陈代谢，从而消除局部的疼痛，酸胀、麻木等，还能通过引起局部反应而作用于全身，促进神经体液调节，改善组织器官的功能，消除病理因素，增强机体的抗病和恢复能力；同时可使毛细血管扩张，改善局部皮肤营养，增强血管壁的通透性和黏膜的渗透性，加速血液循环及淋巴循环，从而调整机体的功能。

二、临床应用

随着拔罐法机理研究的进一步深入、现代多功能罐种的问世、药罐法所选药液不断增加，以及拔罐与多种疗法的结合运用，使拔罐法的适用范围越来越广。目前常用其治疗的病种已多达上百种，几乎涉及内、外、妇、儿、五官、神经等临床各科疾病，如感冒、发热、咳嗽、支气管哮喘及其他呼吸系统病症；胃痛、腹痛、腹泻等消化系统疾患；急慢性软组织损伤、风湿痹痛、落枕等伤科疾病；月经不调、痛经等妇科疾病；痤疮、荨麻疹等皮肤病，以及高血压、肥胖症等病症。

复习思考

1. 简述拔罐方法。
2. 简述拔罐的作用和适用范围。
3. 简述拔罐的注意事项。

扫一扫，知答案

【实训目标】

掌握临床常用的拔罐方法及其操作技术。

熟悉各种不同拔罐器具的操作。

实训项目 拔罐法

【实训时间】

2学时。

【实训器具】

各种规格的竹罐，玻璃罐，酒精灯，75%酒精，95%酒精，毫针，三棱针，皮肤针，镊子，止血钳，卵圆钳，甲紫，毛巾，消毒棉球，小纸片，凡士林，火机等。

【实训步骤】

1. 火罐法操作

（1）闪火法 一手握罐体（罐口朝下），另一手用止血钳夹住蘸有95%酒精的棉球或闪火器（用细铁丝将纱布缠绕于7～8号的粗铁丝的一端）在酒精灯上点燃后，立即伸入罐内，闪火后退出，速将罐罩于应拔部位，将罐吸附在皮肤上。

技术要点：动作迅速。棉球蘸酒精宜少，且不能沾于罐口，以免烫伤皮肤。

（2）投火法 将折叠的软质白色纸片（卷）点燃后投入罐内，趁火旺时迅速将罐罩于应拔部位，将罐吸附在皮肤上。

（3）滴酒法 用95%酒精滴入罐内2～3滴，沿罐内下段至罐底部的内壁摇匀，用火点燃后，迅速将罐罩于吸拔部位。

技术要点：勿滴酒过多，以免拔罐时流出烫伤皮肤。

（4）贴棉法 将直径1～2cm的薄脱脂棉球略微蘸酒精后，贴于罐体内侧壁中1/3处，点燃后迅速将罐罩于应拔部位。

技术要点：操作时所蘸酒精必须适量，过多或过少均易使棉片脱落，酒精过多还易流淌于罐口，引起皮肤烫伤。

2. 煮罐法操作 将竹罐放入水中或药液中煮沸2～3分钟，然后用镊子将罐倒置夹起，迅速用干毛巾捂住罐口片刻，以吸去罐内的水液，降低罐口温度（但保持罐内热气），趁热将罐罩于应拔部位，拔后轻按罐具半分钟左右，令其吸牢。

技术要点：操作应适时，出水后拔罐过快易烫伤皮肤，过慢又易致吸拔力不足。

3. 抽气法操作 先将活塞置于与罐口基本相平位置，再将抽气罐的罐口紧扣在应拔部位或穴位上，然后将活塞用力往上提，利用双逆止阀产生负压，将罐吸定于应拔部位上。

4. 拔罐法的运用

（1）闪罐法 用闪火法将玻璃罐吸拔于应拔部位，随即起罐（取下），再吸拔、取下，反复吸拔至皮肤潮红，或罐体底部发热为度。为延续温热效应，停止闪罐后，可将罐口朝上，以罐底热熨其部肌肤或留罐3～5分钟。

技术要点：动作要快而准确，并按闪火注意事项拔罐。拔罐时，温热度以患者舒适能接受为准。

（2）走罐法 将于施罐部位涂上润滑剂（以凡士林、润肤霜为佳），将玻璃罐口亦涂上油脂，用闪火法吸拔后，稍用力将罐沿着肌肉、骨骼、经络循行路线推拉（罐口前进方向略提起，后方着力），反复运作至走罐区皮肤紫红色为度。吸拔后应立即走罐，否则吸牢后则难以走动。

技术要点：动作轻柔，用力平均、平稳、缓慢，罐内负压大小以推拉顺利为宜。

（3）针罐法 在相关腧穴上针刺得气后留针，再以针为中心拔留罐，5～10分钟后，至皮肤潮红，起罐、出针。此法不宜用于胸背部，因罐内负压可加深针刺深度，易引起气胸。

（4）刺络拔罐法 在施术穴位或患处常规消毒后，用皮肤针或三棱针、注射针、粗毫针点刺皮肤出血，然后留罐，至拔出少量恶血为度。起罐后，用消毒棉球擦净血迹。

【实训小结】

按下表将实训内容如实地加以记录。

拔罐方法	施术部位	吸力大小	留置时间	皮肤血管形态变化

扫一扫，看课件

模 块 五

其他刺法技术

项目一　三棱针法

【学习目标】
　　掌握三棱针法、皮肤针法、火针法等针法的操作及临床运用。
　　熟悉三棱针法、皮肤针法、火针法等针法的适用范围。
　　了解三棱针法、皮肤针法、火针法等针法的概念。

一、针具

　　三棱针用不锈钢制成，长 6.5cm，针柄呈圆柱体，针身呈三棱锥状，三棱为刃，针尖锋利，常用规格有大号和小号两种。

　　新的针具在使用前应在细磨石上磨至锐利，称为"开口"。三棱针用久会变钝，也应磨至锐利，以减轻进针时病人的痛苦。

　　针具使用前应进行灭菌或消毒处理，可采用高温灭菌，或将针具用 75% 酒精浸泡 30 分钟消毒。

二、操作方法

　　一般以右手持针，用拇、食两指捏住针柄中段，中指指腹紧靠针身的侧面，露出针尖 2 ~ 3mm。三棱针的操作方法一般分为点刺法、散刺法和挑刺法三种。

　　1. 点刺法　是用三棱针点刺腧穴或血络以治疗疾病的方法（图 5-1）。

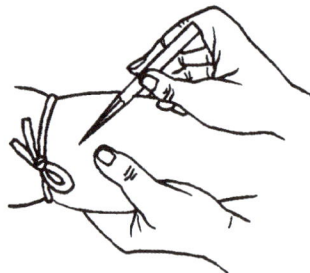

图 5-1　三棱针点刺法

（1）点刺穴位 即点刺腧穴出血或挤出少量液体的方法。针刺前在点刺穴位的上下用手指向点刺处推按，使血液积聚于点刺部位，常规消毒后，左手拇、食指固定点刺部位，右手持针直刺 2～3mm，快进快出，点刺后采用反复交替挤压和舒张针孔的方法，使出血数滴，或挤出液体少许，右手捏干棉球将血液或液体及时擦去。为了刺出一定量的血液或液体，点刺穴位的深度不宜太浅。此法多用于指趾末端、面部、耳部的穴位，如井穴、十宣、印堂、攒竹、耳尖、四缝等穴位。

（2）点刺血络 有浅刺和深刺两种。浅刺即点刺随病显现的浅表小静脉出血的方法。常规消毒后，右手持针垂直点刺，快进快出，动作要求稳、准、快。一次可出血 5～10mL。此法多用于有小静脉随病显现的部位，如下肢后面、额部、颞部、耳背、足背等部位。深刺即点刺随病显现的较深、较大静脉放出一定量血液的方法，又称泻血法。先用橡皮管结扎在针刺部位的上端（近心端），使相应的静脉进一步显现，局部消毒后，左手拇指按压在被刺部位的下端，右手持三棱针对准静脉向心斜刺，迅速出针。针刺深度以针尖刺中血管，让血液自然流出为度，出血停止前松开橡皮管。待出血停止后，以无菌干棉球按压针孔，并以 75% 酒精棉球清理创口周围的血液。本法出血量较大，一次治疗可出血几十毫升，多用于肘窝、腘窝部的静脉。

2. 散刺法 是在病变局部及其周围进行连续点刺治疗疾病的方法。局部消毒后，根据病变部位的大小，可连续垂直点刺 10～20 针以上，由病变外缘环行向中心点刺，促使邪热、瘀血、脓液得以排出（图 5-2）。

3. 挑刺法 是以三棱针挑断穴位皮下纤维组织以治疗疾病的方法。局部消毒后，左手捏起施术部位皮肤，右手持针先横刺进入皮肤，挑破皮肤 0.2～0.3cm，再将针深入皮下，挑断皮下白色纤维组织，至挑尽为止，并可挤出

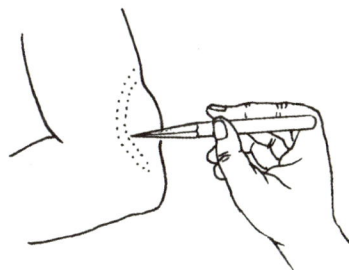

图 5-2 三棱针散刺法

一定量血液或少量液体，然后用无菌敷料保护创口，以胶布固定。对于一些畏惧疼痛者，可先用 2% 利多卡因局麻后再挑刺。挑刺的部位可以选用经穴，也可选用奇穴，更多选用阿是穴。在选用随病而起的阳性反应点时，应注意与痣、毛囊炎、色素斑等相鉴别。

三、临床应用

本法具有行气活血、消肿止痛、泻热开窍等作用，临床主要用于气滞证、血瘀证、湿热证所致，以疼痛、发热、肿胀等症状为主要表现的疾病，并常用于急症的治疗。采用三棱针法放出一定量的血液，有时对疑难杂症有特殊的疗效。

1. 偏头痛 选穴以太阳穴为主穴。若前额痛加攒竹或印堂，若后头痛加委中或大椎，若侧头痛加耳尖或率谷，若巅顶痛加百会。点刺双侧太阳，每穴出血 2～5mL，若出血

量小，可加用拔罐。在点刺双侧攒竹或印堂时，每穴挤出血液 8～10 滴。在点刺委中时，若委中附近出现迂曲的小脉络，可按照"宁失其穴，勿失其经"的原则，直接点刺血络，并可加用拔罐，以利出血从而提高疗效，不必拘泥于点刺穴位，每处可出血 5～10mL。在点刺大椎时，点刺后应立即用大号玻璃罐拔吸，出血 2～5mL。在点刺耳尖或率谷时，每穴应挤出血液 10～20 滴。同样，在点刺百会时，也以挤出血液 10～20 滴为宜。

2. 腰肌劳损 选取委中。操作时点刺委中穴及其附近血络，并加拔火罐，使每穴出血 10～20mL。

3. 陈旧性软组织损伤 选取局部阿是穴。操作时采用散刺法连续 10～20 针，并加火罐拔吸，出血 10～20mL。

4. 喉咙肿痛 选取双侧少商。采用点刺穴位法，使每穴出血 10～20 滴。

5. 目赤肿痛 选取太阳、耳尖。点刺双侧太阳穴，每穴出血 2～5mL；在点刺耳尖时，每穴应挤出血量 10～20 滴。

6. 中暑 选用曲泽、委中、太阳。对于曲泽、委中，操作时采用深刺血络法，每穴放血 10mL，也可加用拔罐法以助泻热。在点刺双侧太阳穴时，使每穴出血量 2～5mL。

7. 毒蛇咬伤 选取伤口及其周围。操作时尽快采用散刺法连续 20 针以上，并加用闪罐法将局部毒液和血液一同拔出。

8. 痤疮 选取阿是穴。在颈、胸上部督脉旁开 0.5～3 寸的区间，寻找阳性反应点，采用挑刺法，挑断皮下白色纤维样组织，至挑尽为止，且每穴挤出 2～5mL 血液，每次挑治 2～3 穴。

四、注意事项

1. 对于放血量较大患者，术前做好解释工作。

2. 由于创面较大，必须无菌操作，以防感染。

3. 操作手法要稳、准、快，一针见血。

4. 若穴位和血络不吻合，施术时宁失其穴，勿失其络。

5. 点刺穴位不宜太浅，深刺血络要深浅适宜，针尖以刺中血管，让血液自然流出为度。

6. 为了提高疗效，应保证出血量，出针后可立即加用拔罐。

7. 点刺穴位及浅刺血络、散刺法可每日或隔日 1 次，挑刺、深刺血络法宜 5～7 日 1 次。

8. 避开动脉血管，若误伤动脉出现血肿，以无菌干棉球按压局部止血。

9. 大病体弱、贫血、孕妇和有自发性出血倾向者慎用。

10. 重度下肢静脉曲张处禁用本法。

项目二　皮肤针法

一、针具

皮肤针外形似小锤，针柄有软柄和硬柄两种类型，软柄一般用牛角制成，富有弹性；硬柄一般用有机玻璃或硬塑料制作。头部附有莲蓬状针盘，针盘下均匀地嵌着不锈钢短针。根据所嵌短针的数目，又分别称为梅花针（5支短针）、七星针（7支短针）、罗汉针（18支短针）。因刺激轻微，适用于小儿，故又称为小儿针。针尖不宜太锐或太钝，应呈松针形。全束针尖应平齐，不可歪斜、钩曲、锈蚀和缺损。检查针具时，可用干棉球轻触针尖，若针尖有钩曲或缺损，则棉絮易被带动。针具适用前应进行灭菌或消毒处理，以高温灭菌或用75%酒精浸泡30分钟消毒。

二、操作方法

硬柄和软柄皮肤针的持针姿势不同（图5-3）。

1. 硬柄皮肤针　用拇指和中指挟持针柄两侧，食指置于针柄中段的上面，无名指和小指将针柄末端固定于大小鱼际之间。

2. 软柄皮肤针　将针柄末端置于掌心，拇指居上，食指在下，余指呈握拳状固定针柄末端。

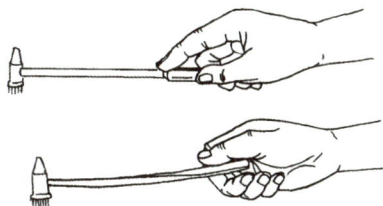

图5-3　硬柄和软柄皮肤针持针姿势

三、临床应用

本法主要用于头痛、失眠、痴呆、脑瘫、弱智、中风偏瘫、面瘫、高血压病、颈椎病、肩周炎、胸胁痛、腰腿痛、胃脘痛、腹痛、痹病、荨麻疹、斑秃、肌肤麻木、阳痿、痛经、斜视、远视、近视等病症。

1. 共同性斜视　以眼区、头部和脊柱两侧穴为主，取正光（攒竹与鱼腰之间中点，眶上缘下方）、正光2（丝竹空与鱼腰之间中点，眶上缘下方）、风池、大椎、百合、内关、肝俞、脾俞、肾俞及第8～12胸椎两侧，用轻、中度刺激手法进行叩刺，重点叩刺正光、正光2、风池、大椎、内关以增加视力、纠正斜视。远视、近视取穴相同，如有视力疲劳和头痛者酌加太阳、攒竹、四白和头颞区穴位。

2. 斑秃　以脱发区为重点刺激部位，先从脱发区边缘向中心呈环形叩刺，然后在不脱发皮区向脱发区中心做向心性环形叩刺，要求均匀密刺，手法适中，反复进行10～20次，直至局部皮肤潮红为度。同时，用轻、中度手法，叩刺后项、腰骶两侧及内关、太渊等处，每次约 10 分钟。每日或隔日 1 次，10～20 次为 1 疗程。

3. 高血压病 在症状明显、血压较高时，选取后项、腰骶、乳突部、气管两侧、臀部及阳性点（以第 5～9 胸椎两侧为多见）及内关、风池、三阴交、足三里等处；在血压稳定、症状缓解时，选取脊柱两侧（重点为腰骶部）、阳性点及气管两侧、乳突部、小腿内侧等处，用轻中度刺激手法，每日或隔日 1 次。

4. 中风偏瘫 用皮肤针采用中等刺激量叩刺痉挛劣势侧，以局部肌肉产生收缩为度。此法可对抗优势痉挛，从而缓解中风偏瘫痉挛状态。

四、注意事项

1. 施术前应检查针具，对于针尖有钩曲、缺损、参差不齐，针柄有松动的针具，须及时修理或更换，方可使用。

2. 操作时运用灵活的腕力垂直叩刺，并立即弹起。避免斜刺、拖刺、压刺。

3. 针具及针刺局部皮肤必须消毒。叩刺后皮肤如有出血，须用消毒干棉球擦拭干净，保存清洁，以防感染。

4. 局部皮肤有创伤、溃疡、瘢痕等不宜使用本法。

5. 皮肤针刺法可配合拔罐，应在治疗前做好准备。

项目三　火针法

一、针具

针具多选用能耐高温的钨合金材料制作，针柄以耐热的非金属材料制成。针体较粗，针头较钝。常用的有单头火针、三头火针。单头火针又有粗细不同，可分为细火针（针头直径约 0.5mm）和粗火针（针头直径约 1.2mm）。作为针具，以高温下针体硬度高、针柄不易导热为优。

二、操作方法

1. 选穴与消毒

（1）选穴　与毫针刺法基本相同，但选穴宜少，多以局部穴位为主。

（2）消毒　针刺前穴位局部皮肤应严格消毒，可先用碘酒消毒，再以酒精脱碘。

2. 烧针与针刺

（1）烧针　此为使用火针的关键步骤。《针灸大成·火针》明确指出："灯上烧，令通红，用方有功。若不红，不能去病，反损于人。"因此，在使用火针前必须将针烧红，可先烧针身，后烧针尖。火针烧灼的程度有三种，根据治疗需要，可将针烧至白亮、通红或微红。若针刺较深，需烧至白亮，否则不易刺入，也不易拔出，而且剧痛。若针刺较浅，可烧至通红。若针刺表浅，烧至微红便可。

（2）针刺　可用左手拿点燃的酒精灯，右手持针，尽量靠近施治部位，烧针后对准穴位垂直点刺，速进速退，用无菌棉球按压针孔，以减少疼痛并防止出血。

3. 针刺的深度　针刺深度应根据病情、体质、年龄和针刺部位的肌肉厚薄、血管深浅、神经分布而定。《针灸大成·火针》说："切忌太深，恐伤经络，太浅不能去病，惟消息取中耳。"一般而言，四肢、腰腹部针刺稍深，可刺 2～5 分深；胸背部针刺宜浅，可刺 1～2 分深；至于痣疣的针刺深度取其基底的深度为宜。

三、临床应用

本法主要用于痹病、慢性结肠炎、阳痿、痛经、痈疽、痔疮、瘰疬、网球肘、腱鞘囊肿、腋臭、象皮腿、疳积和疣、痣等。

1. 痹病　膝部取膝眼、鹤顶，以细火针点刺，每穴点刺 5 分深；肩部取阿是穴、肩髃、肩髎，以细火针点刺，每穴点刺 5 分深。

2. 瘰疬　以粗火针点刺核上 3 针（核上部、中央部和下部），深至核中心部分。

3. 慢性结肠炎　取水分、中脘、天枢、阴陵泉、命门。以细火针点刺，每穴点刺 5 分深。

4. 网球肘　以粗火针浅刺肘部阿是穴 2～3 针。

5. 腋臭　取腋部阿是穴（大汗腺口）。患者仰卧，患侧上肢外展 90°，充分暴露腋窝，首先仔细寻找大汗腺（大汗腺多有棕纹毛孔，或孔口色暗，其口有黄色汗液）。将大号火针烧通红后，直刺大汗腺毛孔中，深达其根基部，深约 1.5～2 寸，再于大汗腺的上下左右 1 寸处选 2～4 个点，用烧红的火针斜刺向大汗腺的根基部。刺后用干棉球按压片刻，针后保持局部皮肤干燥，3 日后可再针 1 次。

6. 色素痣　取阿是穴（痣区）。烧三头火针至白亮，迅速刺入痣中心。所刺深度由痣的大小而定，与皮肤相平的痣，进针不宜深过皮下；高出皮肤的痣，进针可稍深，由痣的中心逐渐向边缘点刺，但不要刺着正常皮肤。

四、注意事项

1. 除治疗痣、疣外，面部禁用火针。

2. 有大血管、神经干的部位禁用火针。

3. 血友病和有出血倾向的患者禁用火针。

4. 针刺后局部呈现红晕或红肿，应避免洗浴；不宜搔抓，以防感染。

5. 对初次接受火针治疗的患者，应做好解释工作，消除恐惧心理，以防晕针。

项目四　皮内针法

皮内针法是指将特制的皮内针具刺入固定于腧穴或病变局部的皮内或皮下，进行较长时间留针刺激的一种方法，又称"埋针法"。它是由《素问·离合真邪论》"静以久留"的方法发展而来，临床上适用于需要长时间留针的慢性疾病及某些疼痛性疾病。

课堂互动

请说明毫针和皮内针刺法的异同。

一、针具

皮内针有图钉型、麦粒型两种，均用不锈钢制成。

1. 图钉型　亦称"揿钉型"，针身长 2～3mm，粗为 30～32 号（直径 0.28～0.32mm），针柄呈环形，直径 4mm，针身与针柄垂直状（图 5-4）。

2. 麦粒型　亦称"颗粒型"，针身长约 1cm，粗为 32 号（直径 0.28mm），针柄形似麦粒或呈环形，针身与针柄在同一平面（图 5-5）。

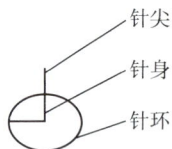

图 5-4　图钉型

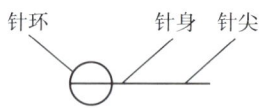

图 5-5　麦粒型

针刺前针具应以高温灭菌或用 75% 酒精浸泡 30 分钟消毒。

二、操作方法

两种皮内针形状不同，其针刺方法也有所差异。

1. 图钉型皮内针法　穴位皮肤行常规消毒后，医者用小镊子或持针钳夹住针柄，将针尖对准选定穴位，垂直轻轻刺入，然后用 10mm×10mm 小块胶布将针柄固定在皮肤上。此外，也可用小镊子夹住针柄并贴在预先准备好的大小如前的胶布上，然后用小镊子夹住胶布的一角，将针尖对准穴位垂直刺入穴位，按压固定。此法常用于耳部、面部的穴位。

2. 麦粒型皮内针法　穴位皮肤行常规消毒后，医者左手拇、食指按压在穴位上下或左右的皮肤上，将皮肤向两侧撑开绷紧，右手用小镊子或持针钳夹住针柄，沿皮下将针平刺入穴位的真皮内。针刺的方向，一般与针刺穴位所在经脉循行方向呈十字交叉，针身埋入 0.5～1cm，然后在针柄及针身周围的皮肤上贴一小块胶布固定。这样既可保持针身固定于真皮内，以防针具移动甚至脱落。此法适用于人体大多数穴位。

皮内针留针（埋针）时间可根据病情长短而定，一般为 1～2 天，最长可达 1 周。若天气炎热，留针时间一般不超过 2 天，以防感染。在留针期间，每天用手按压数次，以增强刺激量，提高疗效。

三、临床应用

皮内针在临床上常用于一些慢性顽固性疾病和经常发作的疼痛性疾病，如偏头痛、牙痛、三叉神经痛、面肌痉挛、肩痛、胃脘痛、胆绞痛、痛经、神经衰弱、哮喘、不寐、高血压病、关节痛等病症。近年来还常用于戒毒、减肥等。

四、注意事项

1. 关节附近及胸腹部不宜埋针。因关节活动及胸腹呼吸时，可产生疼痛。
2. 埋针后，若患者感觉刺痛，应将针取出重埋或改选穴位。
3. 埋针期间，针处不可着水，以免感染。
4. 热天汗出较多时，埋针时间不宜过长，以免感染。
5. 若埋针局部出现感染，应立即取针，并对症处理。
6. 皮肤炎症、溃疡、不明原因的肿块处禁止埋针。

项目五　电针法

【考纲摘要】
　　电针法。

电针法是用电针仪器输出脉冲电流，通过毫针作用于人体经络腧穴，以治疗疾病的一种方法。电针法将毫针与电生理效应的结合，可以减轻手法捻针的工作量，提高治疗效果，已经成为临床普遍使用的治疗方法。

一、电针仪器

在我国，常见且被广泛使用电针仪类型是脉冲发生器类型，其作用原理为通过极短时间内出现的电压和电流变化，形成电脉冲，由脉冲电对机体产生生理效应，从而达到不同的治疗作用。该类治疗仪的特点是允许精确地选择脉冲电波的类型和刺激强度，从而维持较长时间的针感，减少手法捻转的工作量。

电针仪种类很多，在此仅介绍常用的两种电针治疗仪。

1. G6805型电针治疗仪　此型治疗仪又分为G6805-Ⅰ型与G6805-Ⅱ型两种。G6805-Ⅱ型是在G6805-Ⅰ型的基础上根据临床需要改进的。本机体积小，易于操作，性能比较稳定，交、直流两用电源，可输出连续波、疏密波、断续波。连续波频率为160～5000次/分钟，疏密波和断续波为14～26次/分钟。正脉冲幅度（峰值）为50V，负脉冲为35V。正脉冲波宽为500μs，负脉冲为250μs（以上为在1kΩ负载下的参数）。仪器顶部有5个小型输出插孔，分别对应于面板上5个控制旋钮，调节控制旋钮能改变输出强度。各插孔可插入针夹电极插头或电极板插头。面板上，左边的旋钮用于连续波、疏密波、断续波的频率调节；中间的旋钮用于选择各种不同输出波形，用以控制输出连续波、疏密波及断续波；右侧的旋钮用于连续波的频率调节。拨开关是用于选择交流电源或干电池电源，指示灯显示连续波、疏密波、断续波的频率。

2. SDZ-Ⅱ型电子针疗仪　此型仪器将现代电子技术与传统经络理论集于一体，有经皮电刺激，电针治疗及探穴等作用。它有六路脉冲输出，输出脉冲波形为非对称双向脉冲波，分连续波、断续波以及疏密波。SDZ-Ⅱ型电子针疗仪适用于临床内科、外科、妇科、五官科、皮肤科、眼科、骨伤科等百余种各科疾病。此仪器操作简便安全，疗效可靠，广泛适用于医院及家庭保健。

二、操作方法

1. 选穴　电针选穴方法除了按经络辨证和按脏腑辨证取穴之外，临床上还可根据神经干走行及肌肉神经运动点选取穴位。例如：面神经选取听会、翳风；三叉神经选取下关、阳白、四白、夹承浆；臂丛神经选取6～7颈夹脊穴、天鼎；尺神经选取青灵、小海；桡神经选取手五里、曲池；正中神经选取曲泽、郄门、内关；坐骨神经选取环跳、殷门；胫神经选取委中；腓总神经选取阳陵泉；股神经选取冲门；腰神经选取气海俞；骶神经选取八髎穴。

临床上，一般采用两个穴位为一组，取同侧肢体1～3对为宜。若属神经功能受损，可按照神经分布特点取穴。如面神经麻痹，可取听会、翳风；口角㖞斜配地仓、颊车；坐骨神经痛取环跳、大肠俞，配委中、阳陵泉等穴。

2. 刺激参数　包括波形和频率。

（1）波形　单个脉冲可以不同方式组合而形成连续波、疏密波、断续波等。

密波：频率高于30Hz的（一般在50～100次/秒）连续波称为密波，亦称高频连续波，能抑制神经兴奋性。常用于止痛、镇静、缓解肌肉和血管痉挛，也可用于针刺麻醉等。

疏波：频率低于 30Hz 的（一般在 2～5 次 / 秒）连续波称为疏波，亦称低频连续波，刺激作用较强，能引起肌肉收缩，提高肌肉韧带张力。可用于治疗痿病，以及各种肌肉、关节及韧带的损伤。

疏密波：是疏波和密波交替出现的一种波形，疏密交替持续的时间各约 1.5 秒。该波能克服单一波形产生耐受的特点，治疗时兴奋作用占优势，具有促进代谢、增强血液循环、改善组织营养、消除炎症水肿等作用。常用于外伤、关节炎、坐骨神经痛、面瘫、肌肉无力等。

断续波：是呈节律性时断时续的一种波形。断时，在 1.5 秒时间内无脉冲电输出；续时，是密波连续工作 1.5 秒。这种波形机体不易产生耐受性，其动力作用强，能提高横纹肌兴奋性，对横纹肌有良好的刺激收缩作用。常用于治疗瘫痪、痿病等。

（2）频率　是指每秒钟内出现的脉冲个数，其单位为赫兹（Hz），每分钟几十次至每秒钟几百次不等。脉冲的频率不同，其作用也不同，临床使用时应根据不同病情选择适当波形。

课堂互动

请说明疏密波和断续波的不同点和适应证。

3. 操作　以 G6805- Ⅱ型电针治疗仪为例，介绍仪器的操作步骤。

（1）旋钮归零　在使用电针治疗仪前，首先必须检查各部位的旋钮，并把各部旋钮调至零位（无输出）。

（2）接导线　仪器上有 5 个并排旋钮，即输出电位器，将输出导线插入旋钮对应的插孔中，然后将导线的 2 个电极分别连接在 2 根毫针上（若只需单穴电针时，接通电针仪的一个电极，而另一个电极则接在用盐水浸湿的纱布裹上，作为无关电极，固定在同侧经脉皮肤上）。一般将同一对电极连接在身体的同侧，在胸、背部的穴位上使用电针时，不可将 2 个电极跨接在身体两侧，避免电流回路经过心脏。

（3）通电源　当导线接好以后，将电源插头插入电插座内（亦可用直流电），打开开关，根据患者需要选择相应波形，并通过输出电位器旋钮调节电流强度，应注意电流强度逐渐加大，以免给患者造成突然的刺激。通电时间一般 15～20 分钟，从低频到中频，使患者出现酸、胀、热等感觉，或局部肌肉呈节律性收缩。如做较长时间的电针，患者会逐渐产生耐受性，即感到刺激渐渐变弱，此时可适当增加刺激强度，或采用间歇通电的方法。治疗完毕后，将各个旋钮调至零位，关闭电源，再移除毫针上的导线，常规起针。

（4）疗程　不同疾病的疗程不尽相同，一般 5 ～ 10 天为 1 个疗程，每日或隔日治疗 1 次，急症患者每天可用电针 2 次，2 个疗程中间可以间隔 3 ～ 5 天。

三、临床应用

电针的适用范围基本与毫针刺法相同，故其治疗范围较广。临床上可用于治疗各种痛证、痹病和心、胃、胆、肠、膀胱、子宫等器官的功能失调以及肌肉、韧带、关节的损伤等病症，也可以用于针刺麻醉。

四、注意事项

1. 使用前电针仪必须检查其性能是否良好，输出是否正常。

2. 调节电流输出量应缓慢，逐渐地从小到大，切勿突然增大，以免发生意外。

3. 靠近延髓、脊髓等部位使用电针时，电流量宜小，不可过强刺激。患有严重心脏病者，应避免电流回路经过心脏。

4. 作为温针使用过的毫针，针柄表面往往氧化而不导电，使用时须将输出线夹在毫针的针体上。

5. 年老、体弱、醉酒、饥饿、过饱、过劳等，不宜使用电针，孕妇慎用电针。

项目六　穴位注射法

穴位注射法是选用中西注射药物注入穴位以防治疾病的一种方法，又称"水针"或"腧穴注射法"。该疗法将针刺与药物对穴位的渗透刺激作用结合在一起，发挥综合作用以提高临床疗效。本法具有操作简便、用药量小、适应证广、作用迅速等优点，可用于多种病症。

一、注射用具及药物

1. 注射用具　根据使用药物和剂量大小及针刺的深浅，选用不同规格的一次性注射器和针头，一般可使用 1mL、2mL、5mL 注射器，若肌肉肥厚部位可使用 10mL 或 20mL 注射器。针头可选用 5 ～ 7 号普通注射针头、牙科用 5 号长针头，以及封闭的长针头等。

2. 注射药物　穴位注射法的常用药液有三类。

（1）中草药制剂　如复方当归注射液、丹参注射液、川芎嗪注射液、鱼腥草注射液、柴胡注射液、板蓝根注射液、红花注射液、清开灵注射液等。

（2）维生素类制剂　如维生素 B_1、维生素 B_6、维生素 B_{12} 注射液，维生素 C 注射液，维丁胶性钙注射液等。

（3）其他常用药物　如5%～10%葡萄糖、生理盐水、注射用水、三磷酸腺苷、辅酶A、神经生长因子、胎盘组织液、硫酸阿托品、山莨菪碱、泼尼松、盐酸普鲁卡因、利多卡因、氯丙嗪等。

课堂互动

请说明穴位注射选穴处方的特点。

二、操作方法

1. 选穴处方　一般可根据针灸治疗时的处方配伍原则选取穴位。多选取肌肉较丰满处的腧穴。在胸腹部、背部或四肢多选特定穴部位，可结合经络、经穴触诊法选取条索、结节等阳性反应点及压痛点进行穴位注射。选穴宜少而精，一般1～2个穴位，最多不超过4个。

2. 药物剂量　穴位注射的用药剂量、取决于注射部位及药物的性质和浓度。如耳穴每穴一次注射量为0.1mL，面部每穴一次注射量为0.3～0.5mL，四肢部每穴一次注射量为1～2mL，胸背部每穴一次注射量为0.5～1mL，腰臀部每穴一次注射量为2～5mL，5%～10%葡萄糖盐水每次每穴可注射10～20mL。刺激性较大的药物（如酒精）和特异性药物（如抗生素、激素、阿托品等），一般用量较小，每次药量为常规量的1/10～1/3。特异性药物，1次穴位注射治疗的总药量，最多不能超过1次肌肉注射的用药量。中药制剂的穴位注射常规量为1～4mL。

3. 操作程序　使患者取舒适体位，根据选取穴位的所在部位及用药剂量的不同，选择合适的注射器和注射针头，抽取适量药液。局部皮肤常规消毒后，用无痛快速进针法将针刺入穴位的一定深度，然后缓慢推进或上下提插，待针下得气后，回抽无血即可将药液注入。一般使用中等速度推药。急性病、体强者宜快速推注药液，慢性病、体弱者宜缓慢推注药液。如药量较多，可将注射针由深至浅，边退针边推液，或将注射针向不同的方向进行注射。

4. 疗程　每日或隔日治疗1次，慢性病患者可每日1次或隔日1次。治疗后反应强烈者，也可间隔2～3日注射1次，交替使用所选腧穴，疗程间可休息5～7天。

三、临床应用

穴位注射法的适用范围非常广泛，大多数适宜针灸治疗的病症均可采用本法治疗，例如痹病、腰腿痛等。

四、注意事项

1.治疗前，应向患者说明注射后的正常反应。如注射后局部会出现酸胀感，4～8小时内局部有轻度不适，但这种不适感一般不超过1天。

2.选择药物时，应充分了解其性能、药理作用、剂量、禁忌、毒副作用及有效期。凡能引起过敏反应的药物，必须先做皮试。某些中草药制剂亦有过敏反应，应用时要引起高度重视。

3.严格无菌操作，防止感染。

4.注射时药物不宜注入血管内、关节腔和脊髓腔，还应注意避开主要神经干，否则容易出现医疗事故。

5.内有重要脏器的部位，要严格控制好针刺的角度、方向和深度，以免刺伤内脏。

6.初诊或年老体弱者，最好选择卧位，注射部位不宜过多，药量也可酌情减少，且刺激强度宜弱，以防晕针。

7.孕妇的下腹部、腰骶部及合谷、三阴交、昆仑、至阴等穴不宜做穴位注射，以防流产或早产。

8.须注意预防晕针、弯针、断针等，一旦出现异常情况，处理方法同毫针刺法。

项目七　穴位埋线法

穴位埋线法，又名穴位埋藏法、穴位埋植法，通过将医用羊肠线等刺激物埋入穴位，利用刺激物对人体腧穴产生的持久刺激作用，达到预防和治疗疾病的目的。穴位埋线法对于需要进行久留针治疗的患者，该方法能够"静以久留"，持续发挥疗效，刺激性强、疗效持久，可在临床各科广泛使用。

知 识 链 接

穴位埋线用的线是一种异体蛋白，埋入穴位以后，经过分解，被机体吸收，会产生一种强有力的生物化学刺激，从而调动机体本身的调节机能，使人体免疫功能得到调整和提高。此法对穴位持续、长久的刺激可不断通过经络发挥作用，激发全身经气，调节脏腑器官功能，达到治疗疾病的目的。

一、埋线器材

现在的埋线器材多为一次性使用，以避免血液病的交叉感染或传播。常用的有一次性穴位埋线包，包含一次性专用埋线针、镊子、碘伏、橡胶手套、口罩、纱布、创可贴、可吸收线等埋线用具。

二、操作方法

1. 选穴处方　一般根据针灸治疗的处方配伍原则辨证取穴，多选肌肉比较丰厚部位的穴位，背、腰部及腹部穴最常用。取穴要少而精，每次埋 1～3 穴，可间隔 2～4 周埋线 1 次。

2. 操作程序　局部皮肤常规消毒，戴无菌手套，用镊子取一段已消毒的埋藏线（长 1～2cm），放置于埋线针针管的前端，线头不可超过针尖，后接针芯，右手持针，左手拇、食指绷紧或提捏起进针部位皮肤，刺入所需深度，针感出现后，边退针管，边推针芯，从而将埋藏线埋填在穴位的皮下组织或肌层内，针孔处敷盖消毒纱布，用胶布固定，也可在针孔处贴上创可贴。

三、临床应用

穴位埋线法主要用于部分慢性病症，如哮喘、胃痛、遗尿、面神经麻痹、腹泻、腰腿痛、痿病、癫痫、神经官能症、脊髓灰质炎后遗症等。

四、注意事项

1. 严格无菌操作，防止感染。

2. 埋线最好埋在皮下组织与肌肉之间，肌肉丰满部位可埋入肌层，羊肠线头不可暴露在皮肤外面，以防感染。

3. 根据不同部位掌握埋线的深度，不要伤及内脏、大血管和神经干，以免造成功能障碍和疼痛。

4. 皮肤局部有感染或溃疡时不宜埋线，肺结核活动期、骨结核、严重心脏病或妊娠期等均不宜使用此法。

5. 埋藏线用剩的部分，可浸泡在 75% 酒精中，或用苯扎溴铵处理，临用时再用生理盐水浸泡。

6. 在一个穴位上做多次治疗时应偏离前次治疗的部位。

7. 注意术后反应，有异常现象时应及时处理。

附：术后反应

1. 正常反应　由于损伤刺激及羊肠线（异性蛋白）的刺激，在 1～5 天内，局部可出现红、肿、痛、热等无菌性炎症反应。少数病人切口处有少量渗出液，亦属正常现象，一般不需处理。若渗液较多，可将渗液挤出，用 75% 酒精棉球擦去，覆盖消毒纱布。施术后患处局部温度也会升高，可持续 3～7 天。少数患者可有全身反应，在埋线后 4～24 小时内体温上升，一般在 38℃ 左右，局部无感染现象，持续 2～4 天后体温恢复正常。

2. 异常反应　少数患者因治疗中无菌操作不严或伤口保护不恰当，造成感染。一般在治疗后 3～4 天出现局部红肿、疼痛加剧，并可伴有发热、应予局部热敷及抗感染处理。个别患者对羊肠线过敏，治疗后会出现局部红肿、瘙痒、发热等反应，甚至切口处脂肪液化，羊肠线溢出，应适当做抗过敏处理。神经损伤，如感觉神经损伤，会出现神经分布区皮肤感觉障碍。运动神经损伤，会出现所支配的肌肉群瘫痪。如损伤了坐骨神经、腓神经，会引起足下垂和踇趾不能背屈。如发生此种现象，应及时抽出羊肠线，并给予适当处理。

项目八　穴位敷贴法

穴位敷贴法，是以经络理论为依据，在某些穴位上敷贴带有刺激性的药物，通过药物与穴位的共同作用，用来治疗疾病的一种方法。带有刺激性的药物，如白芥子、天南星、斑蝥、甘遂等，经捣烂或研末，敷贴于穴位，能够引起局部皮肤发疱化脓而形成"灸疮"，又称"天灸""自灸"或"发疱疗法"。临床上根据敷贴部位的不同而命名也有所不同，若将药物贴敷于神阙穴称为敷脐疗法或脐疗，若将药物贴敷于涌泉穴称为足心疗法、脚心疗法或涌泉疗法。

穴位敷贴法不仅对穴位有刺激与调节作用，而且又有药物吸收后的药效作用，同时避免了因药物对胃肠道的刺激而产生的一些不良反应。清·徐大椿曾说："汤药不足尽病……用膏药贴之，闭塞其气，使药性从毛孔而入，其腠理通经贯络，或提而出之，或攻而散之，较之服药尤有力。"因此，穴位敷贴法具有简便直接、价廉药俭、无创无痛、安全有效、适应证广等优点，为中医的外治法开拓了广阔的前景。

课堂互动

有人认为三伏贴适用于任何人、任何病，你同意他的观点吗？

一、敷贴药物

1. 药物的选择

（1）通经走窜、开窍活络类药物　如冰片、麝香、丁香、乳香、没药、花椒、白芥子、细辛、白芷、肉桂、葱、姜、蒜等。

（2）气味俱厚，力猛有毒类药物　如生南星、生半夏、生草乌、生川乌、巴豆、斑蝥、附子、大戟等。

（3）适当的溶剂　选择适当溶剂调和敷贴药物或熬膏，以达到药力专行、吸收迅速、收效显著的目的。溶剂有多种多样，临床应用根据疾病的性质与阶段不同，正确选择使用。以醋调者，取其散瘀解毒、敛疮止痛、缓和药性；以酒调者，取其活血行气、消肿止痛、助行药力；以蜂蜜调者，取其缓急止痛、收敛生肌；以油类调者，取其生肌润肤。常用的溶剂有水、白酒或黄酒、醋、蛋清、姜汁、蜂蜜、医用凡士林等。

2. 药物的制作

（1）丸剂　将药物研细末，以水、蜂蜜或药汁等调制成大小不一的药丸，贮存备用。

（2）散剂　将药物研细末，填脐用于脐疗。

（3）糊剂　将药物研细末，适当使用水、酒、醋、蛋清、姜汁等调成糊状，摊敷穴位，外用敷料固定。

（4）膏剂　将药物研细末后制成外贴膏药或软膏。

（5）饼剂　将药物研细末，用水调制成大小不等的药饼，敷贴患部或穴位，再以敷料固定。也可将新鲜的药物根茎、枝叶等捣碎制成药饼，烘热后敷贴穴位。

二、操作方法

1. 取穴处方

穴位敷贴法是以脏腑经络学说为理论基础，以辨证取穴为主，同时结合经验选穴（如吴茱萸敷贴涌泉穴治疗小儿流涎）、病变局部选穴及阿是穴，力求少而精。

2. 敷贴方法

（1）根据所取穴位，选择适当体位。定准穴位，用温水或75%酒精棉球清洁皮肤，然后敷药。亦可使用助渗剂，将其先涂在局部再敷药或与药物调和敷贴。丸剂、糊剂或捣烂的鲜品等各种剂型均以固定牢固为宜，可用胶布直接固定，也可先覆盖纱布或油纸，再用胶布固定。目前，临床上多使用专用的穴位敷贴敷料，简便快捷。

（2）换药前，可先用消毒干棉签蘸温水、各种植物油或液状石蜡轻轻揩去粘在皮肤上的药渣，擦净后再敷药。一般情况下，刺激性小的药物，每隔1～3天换药1次；不需溶剂调和的药物，可5～7天换药1次；刺激性大的药物，应根据病人的反应和发疱程度来确定敷药时间，数分钟至数小时不等，如需再次敷药，应待局部皮肤基本恢复正常后再敷药。

课堂互动

穴位敷贴后发疱如何处理?

三、临床应用

穴位敷贴法适用范围广泛,对某些慢性病证以及部分急性病都有一定的治疗效果。适用病症主要包括:

1. 呼吸系统疾病 感冒、急性支气管炎、慢性支气管炎、支气管哮喘等。

2. 神经系统疾病 三叉神经痛、面神经麻痹、神经衰弱、胃肠神经官能症等。

3. 消化系统疾病 腹泻、胃下垂、厌食等。

4. 男科及妇科疾病 遗精、阳痿、月经不调、痛经、子宫脱垂等。

5. 小儿疾病 口疮、夜啼、遗尿、流涎等。

6. 其他 牙痛、风湿性关节炎、糖尿病等。同时,还可用于防病保健。

知 识 链 接

面神经麻痹穴位敷贴处方

取病变局部穴位,如下关、颊车等。将马钱子研为细末,取药粉 0.2g(每穴用量),撒于消炎镇痛膏或胶布中央,敷于选定穴位上,每次敷贴 5 天,至治愈。

四、注意事项

1. 使用溶剂调敷药物,需现用现调配,以防蒸发。

2. 使用膏药敷贴时,应注意掌握好温化膏药的温度,以防烫伤或贴不住。

3. 对胶布过敏者,可改用绷带固定。

4. 刺激性强、毒性大的药物,敷贴时选穴不宜过多、面积不宜过大、时间不宜过长,以防发疱过大或发生药物中毒。

5. 久病体弱、严重心脏病及肝脏病者,敷贴的药量不宜过大、时间不宜过长,而且在贴药期间要随时注意病情的变化和有无不良反应。

6. 对于妇女和幼儿,不能敷贴刺激性强、毒性大的药物。

7. 残留在皮肤上的药渣,不能用汽油或肥皂等刺激性物品擦洗。

项目九　穴位激光照射法

穴位激光照射法，是指利用低功率激光束直接照射穴位以治疗疾病的方法，又称"光针""激光针""激光针灸"等。

激光是一种受激辐射而发出的光，又名"镭射"，是原子物理、光学、光谱学、微波技术和量子力学等多种学科综合研究的结果。激光具有单色性好、相干性强、方向性优和能量密度高等特点，20 世纪 60 年代西德学者将激光引入针灸领域，20 世纪 70 年代在我国开始推广运用。目前，穴位激光照射法已被广泛应用于临床。

医学上常用的激光治疗仪有氦 – 氖激光（He-Ne）、半导体激光（砷化镓）、二氧化碳激光（CO_2）、氢离子激光等。此外，还有一种利用光导纤维通过注射针直接将氦 – 氖激光导入穴位深部的新型激光治疗仪，对某些疾病的疗效显著，如慢性前列腺炎等。

一、激光针仪器

能产生激光的装置称为激光器。激光器种类较多，如连续照射激光器、脉冲激光器、气体激光器、固体激光器等。目前，临床上常用的激光腧穴治疗仪有以下几种：

1. He-Ne 激光腧穴治疗仪　He-Ne 激光腧穴治疗仪是一种原子气体激光器，它由放电管、光学谐振腔及激励源三部分组成。该激光器的激光为红色，工作物质是 He-Ne 原子气体，发射波长为 6328Å，功率从一毫瓦到几十毫瓦，光斑直径为 1 ～ 2mm。其能到达生物组织 10 ～ 15mm 深处，故能代替针刺手法对穴位产生刺激作用。

2. CO_2 激光腧穴治疗仪　CO_2 激光腧穴治疗仪是一种气体激光器，不仅有热作用，而且又有类似毫针的刺激作用。目前，多用 20 ～ 30W 二氧化碳激光束散光，使其通过石棉板小孔照射穴位。其工作物质是 CO_2 分子气体，发射波长为 106000Å，属长波红外线波段，输出形式有连续发射和脉冲发射两种。

3. 掺钕钇铝石榴石激光腧穴治疗仪　此种激光治疗仪发出近红外激光，可进入人体皮下深部组织，并引起深部的强刺激反应。其工作物质是固体掺钕钇铝石榴石，输出形式为连续发射。

二、操作方法

以 He-Ne 激光腧穴治疗仪为例。

1. 使用前，需仔细检查地线是否接好，有无漏电、混线等问题，然后才能使用。否则易发生触电或烧毁仪器。

2. 选择适当体位，充分暴露出照射部位。

3. 将电流调整旋钮置于第二或第三挡上，打开电源开关，此时指示灯亮，激光管发出橘红色的光束。若启动后激光管不亮或出现闪辉现象，提示启动电压过低，应立即断电，并将电流调节旋钮沿顺时针方向转 1 ～ 2 挡，停 1 分钟后再打开电源开关。切勿反复开闭电源开关，以免引起故障。

4. 调整"定时调节旋钮"至所需时间，将激光束对准治疗部位，同时打开计时开关，计时指示灯亮。当达到治疗预定时间，计时器会自动鸣响。

5. 经调整电流，使激光管发光稳定后，将激光束的光斑直接垂直对准穴位照射，光源距皮肤 8 ～ 100mm，每次选穴为 2 ～ 4 个，每穴照射 5 ～ 10 分钟，共计照射时间一般不超过 20 分钟，每日照射 1 次，10 次为 1 个疗程，病情较顽固者，可照射 3 个或 3 个疗程以上，每个疗程之间，应休息 7 ～ 10 天。

6. 在使用激光器时，将电流调节至 6mA 较为安全。治疗时可以间断使用激光器，但持续使用时间最长不宜超过 4 小时，否则将损坏激光管。治疗完毕要及时关闭电源开关。

三、临床应用

穴位激光照射法的适用范围广泛，主要包括：

1. 呼吸系统疾病 支气管哮喘、支气管炎、肺炎、过敏性鼻炎等。

2. 心脑血管疾病 高血压、脑炎后遗症等。

3. 骨关节疾病 肩周炎、网球肘、急慢性扭挫伤等。

4. 神经系统疾病 三叉神经痛等。

5. 妇科及男科疾病 痛经、月经不调、盆腔炎、前列腺炎等。

6. 皮肤疾病 牛皮癣、神经性皮炎、痤疮等。

7. 小儿疾病 小儿遗尿等。

8. 其他 糖尿病、手术麻醉等。

知 识 链 接

氦 - 氖激光针治疗慢性前列腺炎处方

取次髎、前列腺穴。备用穴：白环俞、会阴。每次仅取 1 穴。次髎或白环俞，将刺入式氦 - 氖激光针刺入一侧穴，得气后以 1 次 /s 频率作 180°～ 360°捻转 0.5 ～ 1 分钟，然后插入光纤输出端，输出端功率为 0.5mW。会阴穴或前列腺穴，可先将光纤插入针芯，左食指插入肛内作为引导，将针刺入前列腺内，进行照射，输出端功率为 1.8mW。留针 15 ～ 30 分钟，每日 1 次，4 次为 1 疗程，2

疗程之间间隔 1 周。

四、注意事项

1. 光源对准照射部位后，嘱患者不得随意变换体位，以免影响疗效。

2. 照射刺激量应适量，如刺激量过小，则起不到治疗作用；而刺激过量，又会引起恶心、头晕、乏力、嗜睡、烦躁、心悸、失眠及轻度腹胀、腹泻、月经紊乱等副作用。

3. 如出现副作用，则应及时采取相应的处理措施，如调节照射距离、缩短照射时间、减少照射次数等。严重者，立即终止治疗。

4. 治疗时，不得直视激光束，以防损伤眼睛。医护人员及接受面部照射的患者都应佩戴防护眼镜。

项目十　穴位磁疗法

穴位磁疗法是利用磁场作用于人体的经络穴位以治疗疾病的一种方法，又称"经穴磁珠疗法""磁穴疗法""经络磁场疗法"等。此疗法具有镇静、镇痛、消炎、消肿、降压、调节经络平衡等作用。磁石治疗疾病在我国具有悠久的历史，20 世纪 60 ～ 70 年代，磁疗治病开始兴起并飞速发展。近年来，磁疗与针灸结合形成穴位磁疗法被广泛应用于临床治疗，疗效显著。

一、磁疗仪器

1. 磁片、磁珠　一般由钡铁氧体、锶铁氧体、铝镍钴永磁合金、铈钴铜永磁合金、钐钴永磁合金等制作而成，磁场强度为 300 ～ 3000 高斯。临床上应用锶铁氧体较多，因其不易退磁，表面磁场强度可达 1000 高斯左右；钡铁氧体价格最便宜，其表面磁场强度一般只有数百高斯，故多用于年老体弱者。

（1）磁片　有大小之别，也有条形和环形之异，要求两面光滑、边缘稍钝、注明极性，便于治疗和清洁消毒。一般圆形磁片直径在 3 ～ 30mm，厚度一般为 2 ～ 4mm。直径 10mm、厚 4mm 左右的磁片常用于穴位及病变局部。实际应用中，以磁场强度 500 ～ 2000 高斯的磁片最常用。

磁片一般分大、中、小三种，大号的磁片直径在 30mm 以上，中号的直径为 10 ～ 30mm，小号的直径在 10mm 以下。为了防止磁片破裂或退磁，磁片不宜大力碰击；不能将两种不同强度的磁片互相吸引；不能用力使两块磁片的同名极互相靠近；不能用高温消毒，可使用 75% 酒精消毒。磁片经长期使用而退磁时，可充磁后再用。

（2）磁珠　　直径为3mm、厚度为2mm的磁片称为磁珠，其磁场强度一般为300高斯左右，常用于耳穴治疗。

2. 旋转磁疗机　在临床上，旋转磁疗机是使用较多的一种。其构造原理比较简单，仅用一只小马达（电动机）带动2～4块永磁体旋转，形成一个交变磁场（异名极）或脉动磁场（同名极）。旋转磁疗机的磁铁柱多选用磁场强度较强的钐钴合金永磁体，磁铁柱的直径为5～10mm，长度为5～7mm，表面磁场强度为3000～4000高斯。旋转磁疗机每分钟的转速应在1500转以上。在治疗时，转盘与皮肤应保持一定的距离，对准穴位进行治疗。

3. 电磁疗机　电磁疗机是将电磁体（电磁线圈或电磁场）通以电流（直流或交流）产生磁场，其产生的磁场可以是恒定磁场或交变磁场。临床上所用的交流电磁机，大多数是在矽钢片上绕以一定数量的漆包线，通电后产生一定强度的交变磁场。交变磁场的频率一般为50Hz，磁场强度为500～3000高斯。磁头的形式多样，临床应用也略有区别，其中圆形常用于胸腹部和四肢，凹形常用于腰部，环形常用于膝关节，条形常用于穴位或会阴部。

课堂互动

有人认为磁疗法有辐射，会对身体造成很大的损害，你怎么看？

二、操作方法

1. 静磁法　将磁片（或磁珠）贴敷在穴位表面，产生恒定的磁场以治病的方法。

（1）直接贴敷法　用胶布将直径5～20mm、厚3～4mm的磁片，直接贴敷在穴位或痛点上，磁片表面的磁场强度为500～2000高斯。或用磁珠贴敷耳穴。根据治疗部位的不同，可分为单置法、对置法和并置法。

①单置法　只使用一块磁片，将其极面正对治疗部位，该法局限于浅部病变。

②对置法　将两块磁片的异名极面，以相对方向贴敷于穴位上。如内关和外关、内膝眼和外膝眼等可用这种方法。该法可使磁力线充分穿过治疗部位。

③并置法　若选用的穴位距离较近，则根据同名极相斥的原理，可使磁力线深达内部组织和器官。不可用异名极并置法，以免磁力线发生短路，而不能达到深层组织。若病变浅且范围较大时，可在病变范围两端贴敷异名极磁片，这种方法可使更多的磁力线穿过病变部位。

（2）间接贴敷法　是将磁铁片放在衣服口袋中，或缝在衬裤、内衣、鞋帽内，或根据磁片大小和穴位所在部位，缝制装置磁铁的专用口袋，将其穿戴到身上，使穴位接受磁场的作用。适用于患者对胶布过敏；或磁片较大时，用胶布不易固定；或出汗、洗澡时贴敷磁片有困难；或慢性病需长期贴敷磁片。如治疗高血压病时，可穿戴"磁性降压带"，刺激内关或三阴交等穴。

（3）磁针法 将皮内针或短毫针刺入穴位或痛点上，针尾伏在皮肤表面，其上放置一块磁片，然后以胶布固定，这样可使磁场通过针尖集中透入深层组织。此法多用于五官科疾患，亦可用于腱鞘炎及良性肿物等。

2. 动磁法 动磁法是用变动磁场作用于穴位以达到治疗疾病目的的方法，包括脉动磁场疗法和交变磁场疗法。

（1）脉动磁场疗法 运用同名极旋转磁疗机，因磁铁柱之间互为同名极，故发出的磁场为脉动磁场。选定合适体位，将机器对准穴位即可进行治疗。如病位较深，可同时用两个同名极旋转磁疗机对置于治疗部位进行治疗，使磁力线穿过病变部位，此法称同名极对置法，常用于关节部位。如病变部位表浅且呈长条形，可采用异名极并置法，将两个互为异名极的旋转磁疗机顺着病变部位并置，常用于神经、血管、肌肉等疾患。其操作方法以CS401型立地式磁疗机为例：

①选择合适体位，多采用卧位或坐位。

②将磁头对准选定穴位，并将磁头与穴位保持紧密平行接触。

③打开电源开关，调节输出电压旋钮至所需电压值。

④一般每个穴位或部位治疗 5 ~ 15 分钟，但不超过 30 分钟，10 ~ 15 次为 1 个疗程。

⑤机器马达要避免空转，以减少碳刷磨损。如需更换治疗部位，要先将输出电压调节至零位。

⑥治疗完毕后，按相反顺序关闭机器，并将机头取下。机头保护罩需用 75% 酒精棉球擦拭消毒。

（2）交变磁场疗法 是使用电磁机产生的低频交变磁场治疗疾病的一种方法，也可用旋转磁疗机，因其磁铁柱之间互为异名极，故发出的为交变磁场，但其有效磁场较低。电磁疗机类型较多，但操作方法基本相同。操作方法以低频磁疗仪为例。

①选择合适体位，嘱患者摘去手表。

②将磁头导线插入插孔，选择合适的磁头置于治疗部位。

③接通电源，指示灯亮，电压表指针上升。仪器上如有磁场强度调节旋钮和脉冲频率调节旋钮，应按照说明顺序调好。根据病情需要，选用电压旋钮的弱、中、强三种不同的刺激强度。

④治疗过程中，若局部过热，应用纱布等隔垫；若磁头过热可更换磁头或降温后再用，避免烫伤。

⑤每次治疗 10 ~ 30 分钟，每日 1 次，10 ~ 15 次为 1 个疗程。

⑥治疗结束后，按相反顺序关闭机器。

三、临床应用

1. 适用范围

（1）内科疾病　冠心病、高血压、支气管炎、支气管哮喘、慢性胃炎、慢性肠炎、胃肠功能紊乱、神经衰弱、关节炎、头痛、三叉神经痛、坐骨神经痛等。

（2）外科疾病　肩周炎、急慢性扭挫伤、滑囊炎、腱鞘炎、网球肘、腱鞘囊肿、术后瘢痕痛、胆结石、肾结石、颈椎病、腰肌劳损、肋软骨炎、血栓闭塞性脉管炎等。

（3）皮肤科疾病　神经性皮炎、带状疱疹、皮肤慢性溃疡等。

（4）妇科疾病　痛经、月经不调等。

（5）儿科疾病　小儿单纯性消化不良、遗尿症等。

（6）五官科疾病　咽炎、过敏性鼻炎、麦粒肿、神经性耳聋、耳鸣等。

2. 禁忌证

（1）白细胞总数在 4×10^9/L 以下者。

（2）严重的心、肺、肝病及血液病，急性传染病，出血、脱水、高热等。

（3）新生儿、孕妇下腹部及体质极度虚弱者。

（4）皮肤破损、渗出、出血处。

（5）磁疗后副作用明显者。

3. 磁疗剂量

（1）按磁片的表面磁场强度分级　小剂量为 200～1000 高斯；中剂量为 1000～2000 高斯；大剂量为 2000 高斯以上。

（2）按人体对磁场强度的总接受量分级　小剂为 4000 高斯以下；中剂量为 4000～6000 高斯；大剂量为 6000 高斯以上。

（3）剂量与疗效　治疗剂量是否适当会直接影响着治疗效果，故选择合适的剂量尤为重要。一般需参考病者的年龄、体质、病情、病位等情况，如年轻力壮多采用中剂量或大剂量，而年老体弱则选用小剂量；急性病可用大剂量、短疗程，而慢性病宜采用小剂量、长疗程；头颈、胸腹部可用小剂量，而臀、股等肌肉丰厚处宜采用大剂量。

4. 疗程　磁疗的时间应视病情及治疗方法而定。贴敷法，急性病或病变浅表者治疗 3～7 天；慢性病或病位较深者治疗时间较长。旋磁法，一般每次治疗时间为 20～30 分钟，若分部位治疗，每个部位可治疗 5～15 分钟。慢性病 3～4 周为 1 个疗程，疗程之间需休息 5～10 天。

四、注意事项

1.嘱患者摘去手表以防磁化。

2.因磁疗副作用多出现在治疗开始两天内，故两天内必须复查。副作用多表现为恶心、呕吐、心慌、心悸、一时性呼吸困难、嗜睡、乏力、头晕、低热等。如副作用轻微，且患者能坚持治疗者，可继续磁疗；如副作用重，且患者不能坚持者，应及时取下磁片中断治疗。

3.贴敷磁片时，应在皮肤与磁片之间放一层隔垫物，不仅能够防止因汗渍引起磁片生锈，而且还能防止锈磁刺激皮肤。

知 识 链 接

磁化水疗法

磁化水疗法是内服或外用磁化水，以防治疾病、保持身体健康的一种治疗方法。磁化水可治疗及预防口腔疾病；可治疗动脉硬化、高血压、冠心病、慢性胃肠道疾病、糖尿病。每日饮用磁化水 2000～3000mL，对治疗尿路结石有效。其原理是磁化水的溶解度和渗透压较大，可以促进结石溶解和碎裂，利于结石从粘连的输尿管壁上脱落，同时大量饮用磁化水也可对结石产生机械冲刷作用，利于结石的移动和排出。

复习思考

1.三棱针的操作方法及适应证。

2.火针的操作方法及注意事项。

3.电针的操作方法及各种波形的作用。

4.穴位敷贴法的药物选择及操作方法。

5.穴位埋线法一般可能出现的异常反应有哪些？如何处理？

扫一扫，知答案

【实训目标】

熟悉三棱针、皮肤针、火针等针具的结构和特点。

掌握三棱针、皮肤针、火针、电针、穴位贴敷、穴位注射的操作方法。

实训项目一　三棱针和皮肤针

【实训时间】

2 学时。

【实训器具】

大、小号三棱针，2% 碘酒，75% 酒精，95% 酒精，消毒棉球，镊子，血管钳，针盘，棉球缸，橡皮管，无菌敷料，胶布，25% 乌拉坦，5mL 注射器，大、中、小号玻璃罐，软柄皮肤针，硬柄皮肤针等。

【实训步骤】

1. 三棱针

（1）持针姿势　以右手持针，用拇、食两指捏住针柄中段，中指指腹紧靠针身的侧面，露出针尖 2 ～ 3mm。

（2）人体操作

①点刺穴位　针刺前在点刺穴位的上下用手指向点刺处推按，使血液积聚于点刺部位，常规消毒后，左手拇、食指固定点刺部位，右手持针直刺 2 ～ 3mm，快进快出，点刺后采用反复交替挤压和舒张针孔的方法，使出血数滴，或挤出液体少许，右手捏干棉球将血液或液体及时擦去。

②点刺血络　常规消毒后，右手持针点刺，快进快出，宜斜刺，即针体与小静脉血管的角度呈 45°左右，针尖朝上，针尾朝下，这样既可防止针尖贯穿血管而留瘀，又有利于血液顺势流出，一次可出血 5 ～ 10mL。若出血量不足，可加用拔罐。

技术要点：动作要求稳、准、快。

③散刺法　局部消毒后，根据病变部位的大小，可连续垂直点刺 10 ～ 20 针以上，由病变外缘环行向中心点刺，也可加用拔罐。

2. 皮肤针

（1）持针姿势　软柄和硬柄皮肤针有不同的持针姿势。软柄皮肤针将针柄末端置于掌心，拇指居上，食指在下，余指呈握拳状固定针柄末端；硬柄皮肤针用拇指和中指挟持针柄两侧，食指置于针柄中段的上面，无名指和小指将针柄末端固定于大小鱼际之间。

（2）叩刺方法　皮肤常规消毒后，针尖对准叩刺部位（如三阴交、足三里、关元、大椎、脾俞、胃俞、大肠俞、眼眶周围等），运用灵活的腕力垂直叩刺，即将针尖垂直叩击在皮肤上，并立刻弹起，如此反复进行。

技术要点：运用腕力，垂直叩刺，速度均匀，起落迅速。

（3）刺激强度　按照弱刺激、中等刺激和强刺激的不同要求练习。带教老师也可以选择适宜的病例进行操作示范，供学生观摩学习。

①弱刺激　用较轻的腕力叩刺，冲力小，针尖接触皮肤时间较短，局部皮肤略见潮红，患者无疼痛感觉。

②强刺激　用较重的腕力叩刺，冲力大，针尖接触皮肤时间稍长，局部皮肤可见出血，患者有明显疼痛感觉。叩刺后迅速拔火罐于叩刺部，使局部出血适量。

③中等刺激　叩刺的腕力介于强、弱刺激之间，冲力中等，局部皮肤潮红，但无出血，患者稍觉得疼痛。

【实训小结】

按下表将实习内容如实地加以记录。

三棱针法	针刺部位	出血量
点刺穴位法		
点刺血络法		
散刺法		

皮肤针法	针刺部位	局部反应
弱刺激		
中等刺激		
强刺激		

实训项目二　火针

【实训时间】

2 学时

【实训器具】

粗火针，细火针，三头火针，4～5寸芒针，针盘，75% 酒精，剪刀，针盘，2% 碘酒，酒精灯，火柴，消毒敷料，医用胶布等。

【实训步骤】

将家兔固定于兔台上，选择数个穴位剪去长毛以作标记，并予消毒，先用2% 碘酒棉球，再用 75% 酒精棉球。用火柴将酒精灯点燃，针刺时可左手端灯，右手持针，尽量靠近施治部位，将粗火针、细火针和三头火针分别烧至白亮、通红和微红。烧针后对准穴位垂直点刺，快进快出。出针后，用无菌棉球按压针孔，以减少疼痛并防止出血。如系用烧至白亮的粗火针深刺而针孔较大者，可敷以消毒敷料，并用胶布固定。

【实训小结】

按下表将实习内容如实地加以记录。

火针法	针刺穴位	操作要点	局部反应
细火针浅刺			
细火针深刺			
粗火针浅刺			
粗火针深刺			
三头火针浅刺			

实训项目三　电针法

【实训时间】

2 学时。

【实训器具】

G6805 型电针治疗仪和 DZ-Ⅱ型华佗牌电针治疗仪，各种规格毫针（或一次性毫针），针盘，镊子，2% 碘酒，75% 酒精，生理盐水，消毒棉球（或棉签），纱布等。

【实训步骤】

1. 示范操作

（1）在操作之前，复习电针法的有关内容，熟悉仪器性能、用途和使用方法，并严格遵守操作规程和注意事项。

（2）示范脉冲电针仪的操作程序和注意事项。

2. 学生练习　使用电针仪治疗前，应当检查旋钮位置，电源开关是否在"关"的位置，输出强度旋钮是否在最小位置或"零"位（无输出）。

（1）选择好适当的波形及频率，将旋钮置于相应位置，让学生逐一体验不同刺激强度和波形的不同感受，并且如实填写实习记录。

（2）根据连接电极刺激的方法不同，可分为三种。

①针刺后通电　选择常规的穴位，如足三里、曲池、手三里、内关等穴，使用消毒的毫针（或一次性毫针），针刺穴位"得气"后，针体通电。把电针仪上每对输出的 2 个电极分别连接到 2 根毫针的针柄上。单穴电针时，可将另一电极接在用水浸湿的纱布上作为无关电极，固定在同侧经脉循行路线的皮肤上。

②皮肤片状电极 对穴位进行皮肤接触式电刺激，即将金属电极片或导电橡胶电极片固定在选取的穴位皮肤表面，在电极与皮肤接触处涂以导电膏或淡盐水。

③皮肤锥状电极 将皮肤锥形金属电极对穴位进行皮肤接触式点状电刺激，多用于毛发浓密处穴位。锥形金属电极尖端尽量准确置于穴位点上，皮肤表面涂以导电膏，妥善固定。

（3）根据波形和电流强度的不同，调节规定波形，并逐渐调整输出电流至所需要的电流强度。强度由小到大，至患者出现能耐受的酸麻感为佳。如果刺激强度对个别患者感到不够时，可采取叠加法（即串联接法）。具体应根据该病性质、病情、患者耐受性而定，可分为强、中、弱三种：

①强刺激 通电后肌肉收缩明显，针感强，伴疼痛，适用于瘫痪和某些慢性疾病。

②中刺激 通电后即出现肌肉收缩，无痛感，适用于大多数疾病。

③弱刺激 通电后无肌肉收缩可见，亦无痛感，仅适用于痉挛性瘫痪和眼周穴位的治疗。

（4）通电时间根据病情、患者耐受性和选择的波形等决定。一般疏波、疏密波为5～15分钟，断续波为5～20分钟，连续波长达30分钟。在治疗过程中，人体经过一段时间的通电刺激后会产生适应性，感到刺激逐渐变弱。这时应适当增加刺激强度和改变频率，以保持相对恒定的刺激量，也可采用通电－断电－通电的刺激方法。

（5）治疗完毕后，应首先缓慢旋转输出强度旋钮回到零位，然后切断电源、撤去导线电极，退出毫针。

【实训小结】

按下表将实训内容如实地加以记录。

使用仪器	针刺穴位	治疗方式	刺激强度	治疗时间

实训项目四　穴位注射法训练

【实训时间】

2 学时。

【实训器具】

75% 医用酒精，2% 碘酒，2～10mL 注射器，5～7 号注射针头，镊子，消毒棉签，生理盐水，10% 葡萄糖注射液，灭菌注射用水，鱼腥草注射液。

【实训步骤】

1. 操作方法　带教老师先示范操作一遍。

（1）根据注射剂量的需要，选择合适的一次性注射器，将灭菌注射用水抽吸好备用。

（2）取合适的体位，充分暴露注射部位，局部皮肤常规消毒。

（3）采取无痛快速进针法将针刺入穴位皮肤下，进针后缓慢推进或上下提插，若得气后回抽无回血，即可将药液推注入穴内。推注药物的速度应根据病人体质而定，一般多采用中等速度推注药物，体弱者慢注，体强者快注。

（4）推药完毕，缓慢退针至皮下，再快速拔出，然后用消毒干棉签按压。

（5）根据不同情况，选择不同药物进行穴位注射法。

2. 操作要点

（1）严格遵守无菌操作规则，防止感染。

（2）注射前先给学生说明此疗法的特点和注射后的正常反应，指导学生学会调节水针刺激量的方法。

（3）培养学生养成认真、仔细检查注射药物所有情况的习惯，如药物性能、药理作用、剂量、配伍禁忌、过敏反应、毒副作用、药物效期、药物是否有沉淀变质等情况。特别要注意，中草药制剂也有引起过敏反应的药物，应予以重视。

（4）穴位注射过程中，一旦出现触电感，要立即退针，切忌反复提插，以防损伤神经干。

【实训小结】

按下表将实训内容如实地加以记录。

注射用药	注射剂量	针刺穴位	注射反应

实训项目五　　腧穴敷贴法

【实训时间】

2 学时。

【实训器具】

75% 医用酒精，2% 碘酒，生姜汁，水，食醋，凡士林，蜂蜜，生大蒜，白芥子末，吴茱萸末，甘遂末，斑蝥末，雄黄末，药钵，消毒敷料，医用胶布，镊子等。

【实训步骤】

1. 选取一名学生作为模特，带教老师边示范操作边讲解。

2. 取恰当体位，充分暴露敷贴部位，局部皮肤用 75% 酒精常规消毒。

3. 捣蒜泥敷贴中脘、天枢等穴；或取甘遂末置于胶布中央，敷贴脾俞、外关等穴；或取吴茱萸末醋调成糊状，敷贴涌泉、神阙等穴；或取白芥子末以生姜汁调制成药饼，敷贴肺俞、定喘等穴；或取斑蝥末、雄黄末，以蜂蜜调制药丸敷贴患部等。

4. 敷药后，需用消毒纱布或干净布块完全覆盖，再加胶布固定或绷带束紧。

5. 注意观察敷药后的反应，要及时记录。

6. 敷贴刺激性强、毒性大的药物时，选穴宜少、药量宜轻、时间宜短、面积宜小。

7. 换药时，可用消毒干棉球蘸温水或石蜡油轻轻揩去黏着的药渣，擦净后再敷药。如已发疱，需待局部皮肤基本恢复正常后再敷药。

技术要点：用溶剂调配敷贴药物的干湿度要适当，过干或过稀都贴不稳。换药时，应先清洁皮肤后再敷药。

【实训小结】

按下表将实训内容如实地加以记录。

选用药物	选用穴位	敷药时间	反应

扫一扫,看课件

【学习目标】

掌握主要耳穴的定位与主治。

熟悉耳郭的结构及耳穴在耳郭上的分布规律。

了解耳针的临床应用及注意事项。

耳针,是用针刺或其他方法刺激耳穴,以防治疾病的一种方法。其治疗范围较广,操作方便,且对疾病的诊断也有一定的参考意义。

运用耳穴诊治疾病,早在《灵枢·五邪》中就有记载:"邪在肝,则两胁中痛······取耳间青脉,以去其掣。"《灵枢·厥病》记载:"耳聋无闻,取耳中。"唐代《备急千金要方》有取耳中穴治疗黄疸、寒暑疫毒等病的记载。历代医学文献也可见用针、灸、熨、按摩、耳道塞药、吹药等方法刺激耳郭以防治疾病,通过望诊、触诊耳郭进行疾病诊断的论述。为了便于国际研究和交流,我国制定了中华人民共和国国家标准方案 GB/T 13734—2008《耳穴名称与定位》。

项目一 耳针基础知识

一、耳与脏腑经络的关系

耳与脏腑的关系密切,据《黄帝内经》《难经》等书记载,耳与五脏均有生理功能上的联系。如《灵枢·脉度》说:"肾气通于耳,肾和则耳能闻五音矣。"《难经·四十难》说:"肺主声,故令耳闻声。"后世医家在论述耳与脏腑的关系时更为详细,如《证治准绳》说:"肾为耳窍之主,心为耳窍之客。"《厘正按摩要术》曰:"耳珠属肾,耳轮属脾,耳上轮属心,耳皮肉属肺,耳背玉楼属肝。"其进一步将耳郭分为心、肝、脾、肺、肾五部,说明耳与脏腑在生理功能上是息息相关的。

耳与经络之间有着密切的联系，1973年自湖南长沙马王堆汉墓出土之帛书《阴阳十一脉灸经》就记述了"耳脉"，《黄帝内经》中对耳与各经脉、经别、经筋的关系也有详细的阐述，其中手太阳、手足少阳、手阳明等经脉、经别都入耳中，足阳明经脉上耳前，足太阳经脉则至耳上角。六阴经虽不直接入耳，但通过经别与表里阳经相合，从而与耳有联系。因此，十二经脉都直接或间接上达于耳。奇经八脉中阴跷、阳跷脉并入耳后，阳维脉循头入耳。所以《灵枢·口问》云："耳者，宗脉之所聚也。"

二、耳郭表面解剖

耳郭分为凹面的耳前和凸面的耳背，其体表解剖见下（图6-1、图6-2）。

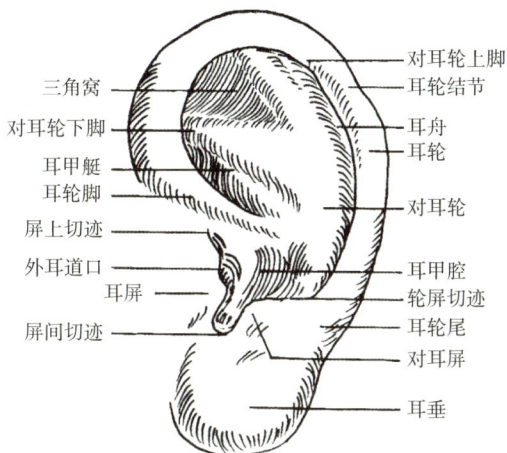

图6-1　耳郭表面解剖（正面）

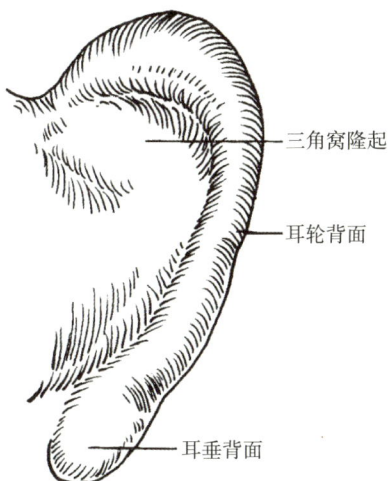

图6-2　耳郭表面解剖（背面）

耳轮　耳郭卷曲的游离部分。

耳轮结节　耳轮后上部的膨大部分。

耳轮尾　耳轮向下移行于耳垂的部分。

耳轮脚　耳轮深入耳甲的部分。

耳轮脚棘　耳轮脚和耳轮之间的隆起。

对耳轮　与耳轮相对呈"Y"字形的隆起部，由对耳轮体、对耳轮上脚和对耳轮下脚三部分组成。

对耳轮体　对耳轮下部呈上下走向的主体部分。

对耳轮上脚　对耳轮向上分支的部分。

对耳轮下脚　对耳轮向前分支的部分。

三角窝　对耳轮上、下脚与相应耳轮之间的三角形凹窝。

耳舟　耳轮与对耳轮之间的凹沟。

耳屏　耳郭前方呈瓣状的隆起。

屏上切迹　耳屏与耳轮之间的凹陷处。

对耳屏　耳垂上方，与耳屏相对的瓣状隆起。

屏间切迹　耳屏和对耳屏之间的凹陷处。

轮屏切迹　对耳轮与对耳屏之间的凹陷处。

耳垂　耳郭下部无软骨的部分。

耳甲　部分耳轮和对耳轮、对耳屏、耳屏及外耳门之间的凹窝。由耳甲艇、耳甲腔两部分组成。

耳甲腔　耳轮脚以下的耳甲部。

耳甲艇　耳轮脚以上的耳甲部。

外耳门　耳甲腔前方的孔窍。

知 识 链 接

耳郭与人体各部存在着一定的生理联系。望耳的形态、色泽可以辅助诊断疾病，刺激耳部穴位可以防治疾病。其治疗范围较广，操作方便，对疾病的诊断也有一定的参考意义。

项目二　耳穴的分布、定位与主治

一、耳穴的分布规律

耳穴是指分布在耳郭上的特定的反应点或刺激点。耳穴在耳郭的分布是有规律的，与面颊相应的穴位在耳垂；与上肢相应的穴位在耳舟；与躯干相应的穴位在对耳轮体部；与下肢相应的穴位在对耳轮上、下脚；与腹腔相应的穴位在耳甲艇；与胸腔相应的穴位在耳甲腔；与消化道相应的穴位在耳轮脚周围等，耳穴的分布图形如倒置的胚胎。

二、耳穴的定位与主治

为了方便准确取穴，国家标准按耳的解剖将每个部位划分成若干个区，共计有 91 个穴位（图 6-3、图 6-4）。

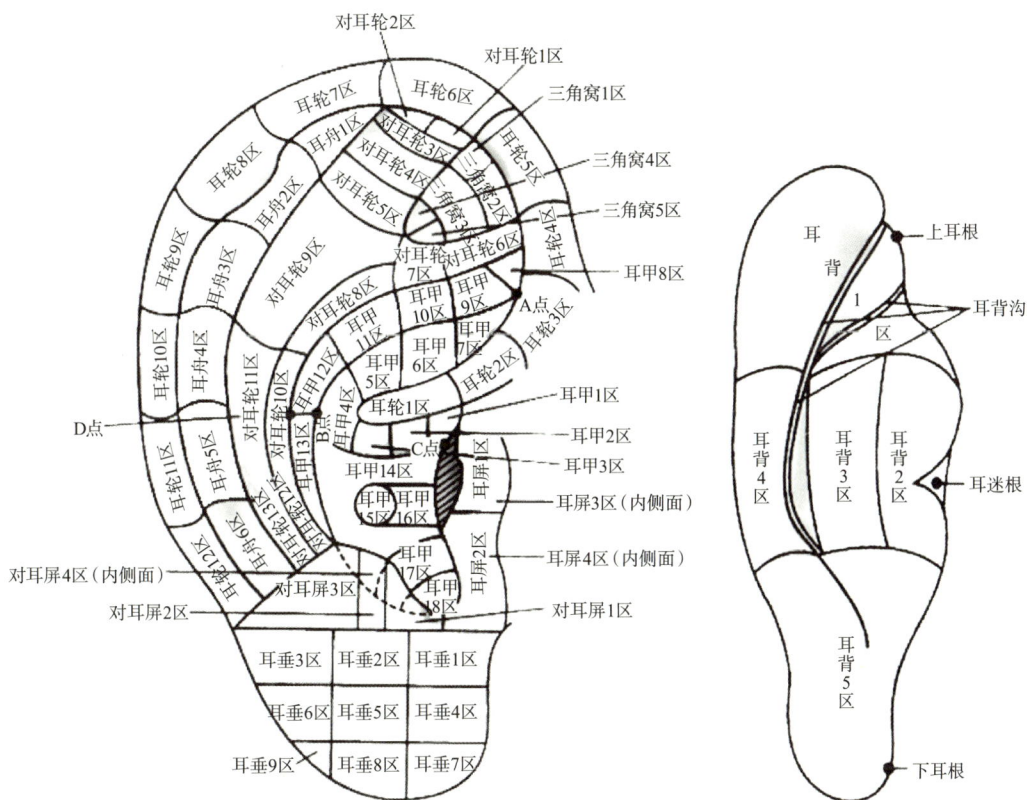

图 6-3　耳郭分区

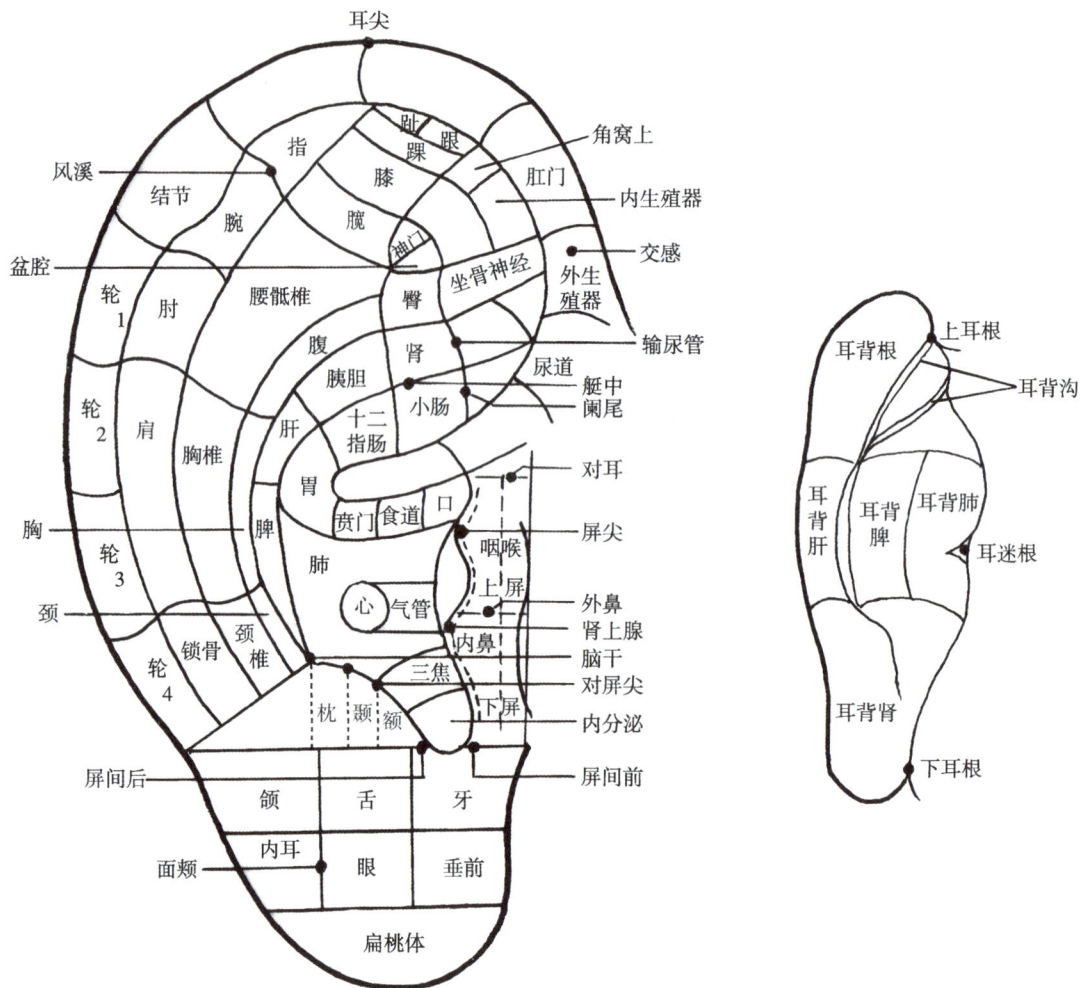

图 6-4　耳穴定位

1. 耳轮穴位的定位与主治　将耳轮分为 12 个区：耳轮脚为耳轮 1 区；耳轮脚切迹到对耳轮下脚上缘之间的耳轮分为 3 等份，自下向上依次为耳轮 2 区、3 区、4 区；对耳轮下脚上缘到对耳轮上脚前缘之间的耳轮为耳轮 5 区；对耳轮上脚前缘到耳尖之间的耳轮为耳轮 6 区；耳尖到耳轮结节上缘为耳轮 7 区；耳轮结节上缘到耳轮结节下缘为耳轮 8 区。耳轮结节下缘到轮垂切迹之间的耳轮分为 4 等份，自上而下依次为耳轮 9 区、10 区、11区和 12 区。

课堂互动

脏腑病，我们应该怎么选穴呢？

（1）耳中

【定位】耳轮脚处，即耳轮 1 区。

【主治】呃逆、荨麻疹、小儿遗尿、咯血。

（2）直肠

【定位】耳轮脚棘前上方的耳轮处，即耳轮 2 区。

【主治】便秘、腹泻、脱肛、痔疮。

（3）尿道

【定位】直肠上方的耳轮处，即耳轮 3 区。

【主治】尿频、尿急、尿痛、癃闭。

（4）外生殖器

【定位】对耳轮下脚前方的耳轮处，即耳轮 4 区。

【主治】睾丸炎、外阴瘙痒。

（5）肛门

【定位】三角窝前方的耳轮处，即耳轮 5 区。

【主治】痔疮、肛裂。

（6）耳尖

【定位】耳郭向前对折的上部尖端处，即 6、7 区交界处。

【主治】发热、高血压、结膜炎、麦粒肿。

（7）结节

【定位】耳轮结节处，即耳轮 8 区。

【主治】头晕、头痛、高血压。

（8）轮1

【定位】耳轮结节下方的耳轮处，即耳轮 9 区。

【主治】扁桃体炎、上呼吸道感染、发热。

（9）轮2

【定位】轮 1 区下方的耳轮处，即耳轮 10 区。

【主治】扁桃体炎、上呼吸道感染、发热。

（10）轮3

【定位】轮 2 区下方的耳轮处，即耳轮 11 区。

【主治】扁桃体炎、上呼吸道感染、发热。

（11）轮4

【定位】轮 3 区下方的耳轮处，即耳轮 12 区。

【主治】扁桃体炎、上呼吸道感染、发热。

2. 耳舟穴位的定位与主治　将耳舟分为 6 等份，自上而下依次为耳舟 1 区、2 区、3 区、4 区、5 区、6 区。

（1）指

【定位】耳舟上方处，即耳舟 1 区。

【主治】甲沟炎、手指疼痛、麻木。

（2）腕

【定位】指区的下方处，即耳舟 2 区。

【主治】腕部疼痛。

（3）风溪

【定位】耳轮结节前方，指区与腕区之间，即耳舟 1、2 区交界处。

【主治】荨麻疹、皮肤瘙痒症、过敏性鼻炎。

（4）肘

【定位】腕区的下方处，即耳舟 3 区。

【主治】肘部疼痛、肱骨外上髁炎。

（5）肩

【定位】肘区的下方处，即耳舟 4、5 区。

【主治】肩关节周围炎、肩部疼痛。

（6）锁骨

【定位】肩区的下方处，即耳舟 6 区。

【主治】肩关节周围炎、肩部疼痛。

3. 对耳轮穴位的定位与主治　将对耳轮分为 13 个区，对耳轮上脚分为上、中、下 3 等份；下 1/3 为对耳轮 5 区，中 1/3 为对耳轮 4 区；再将上 1/3 分为上、下 2 等份，下 1/2 为对耳轮 3 区；再将上 1/2 分为前后 2 等分，后 1/2 为对耳轮 2 区，前 1/2 为对耳轮 1 区。对耳轮下脚分为前、中、后 3 等份，中、前 2/3 为对耳轮 6 区，后 1/3 为对耳轮 7 区。对耳轮体从对耳轮上、下脚分叉处至轮屏切迹分为 5 等份，再沿对耳轮耳甲缘将对耳轮体分为前 1/4 和后 3/4 两部分，前上 2/5 为对耳轮 8 区，后上 2/5 为对耳轮 9 区，前中 2/5 为对耳轮 10 区，后中 2/5 为对耳轮 11 区，前下 1/5 为对耳轮 12 区，后下 1/5 为对耳轮 13 区。

🏠 **课堂互动**

坐骨神经痛，可选的耳穴有哪些？

（1）跟

【定位】对耳轮上脚前上部，即对耳轮 1 区。

【主治】足跟痛。

（2）趾

【定位】耳尖下方的对耳轮上脚后上部，即对耳轮 2 区。

【主治】甲沟炎、趾部疼痛。

（3）踝

【定位】趾、跟区下方处，即对耳轮 3 区。

【主治】踝关节扭伤。

（4）膝

【定位】对耳轮上脚中 1/3 处，即对耳轮 4 区。

【主治】膝关节疼痛、坐骨神经痛。

（5）髋

【定位】对耳轮上脚的下 1/3 处，即对耳轮 5 区。

【主治】髋关节疼痛、坐骨神经痛、腰骶部疼痛。

（6）坐骨神经

【定位】对耳轮下脚的前 2/3 处，即对耳轮 6 区。

【主治】坐骨神经痛、下肢瘫痪。

（7）交感

【定位】对耳轮下脚末端与耳轮内缘相交处，即对耳轮 6 区前端。

【主治】胃肠痉挛、心绞痛、胆绞痛、输尿管结石、自主神经功能紊乱。

（8）臀

【定位】对耳轮下脚的后 1/3 处，即对耳轮 7 区。

【主治】坐骨神经痛、臀筋膜炎。

（9）腹

【定位】对耳轮体前部上 2/5 处，即对耳轮 8 区。

【主治】腹痛、腹胀、腹泻、急性腰扭伤、痛经、产后宫缩痛。

（10）腰骶椎

【定位】腹区后方，即对耳轮 9 区。

【主治】腰骶部疼痛。

（11）胸

【定位】对耳轮体前部中 2/5 处，即对耳轮 10 区。

【主治】胸胁疼痛、肋间神经痛、胸闷、乳腺炎。

（12）胸椎

【定位】胸区后方，即对耳轮 11 区。

【主治】胸痛、经前乳房胀痛、乳腺炎、产后泌乳不足。

（13）颈

【定位】对耳轮体前部下 1/5 处，即对耳轮 12 区。

【主治】落枕、颈椎疼痛。

（14）颈椎

【定位】颈区后方，即对耳轮 13 区。

【主治】落枕、颈椎综合征。

4. 三角窝穴位的定位与主治　将三角窝由耳轮内缘至对耳轮上、下脚分叉处分为前、中、后 3 等份，中 1/3 为三角窝 3 区；再将前 1/3 分为上、中、下 3 等份，上 1/3 为三角窝 1 区，中、下 2/3 为三角窝 2 区；再将后 1/3 分为上、下 2 等份，上 1/2 为三角窝 4 区，下 1/2 为三角窝 5 区。

（1）角窝上

【定位】三角窝前 1/3 上部，即三角窝 1 区。

【主治】高血压。

（2）内生殖器

【定位】三角窝前 1/3 下部，即三角窝 2 区。

【主治】痛经、月经不调、白带过多、阳痿、遗精、早泄。

（3）角窝中

【定位】三角窝中 1/3 处，即三角窝 3 区。

【主治】哮喘。

（4）神门

【定位】三角窝后 1/3 的上部，即三角窝 4 区。

【主治】失眠、多梦、戒断综合征、高血压。

（5）盆腔

【定位】三角窝后 1/3 的下部，即三角窝 5 区。

【主治】盆腔炎、附件炎。

课堂互动

过敏性鼻炎，我们应该在哪里选穴呢？

5. 耳屏穴位的定位与主治　将耳屏分成 4 个区。耳屏外侧面分为上、下 2 等份，上部为耳屏 1 区，下部为耳屏 2 区。将耳屏内侧面分为上、下 2 等份，上部为耳屏 3 区，下部为耳屏 4 区。

（1）上屏

【定位】耳屏外侧面上 1/2 处，即耳屏 1 区。

【主治】鼻炎、咽炎。

（2）下屏

【定位】耳屏外侧面下 1/2 处，即耳屏 2 区。

【主治】鼻塞、鼻炎。

（3）外耳

【定位】屏上切迹前方近耳轮部，即耳屏 1 区上缘处。

【主治】外耳道炎、中耳炎、耳鸣。

（4）屏尖

【定位】耳屏游离缘上部尖端，即耳屏 1 区后缘处。

【主治】发热、牙痛、斜视。

（5）外鼻

【定位】耳屏外侧面中部，即耳屏 1、2 区之间。

【主治】鼻炎、鼻前庭炎。

（6）肾上腺

【定位】耳屏游离缘下部尖端，即耳屏 2 区后缘处。

【主治】低血压、风湿性关节炎、腮腺炎、眩晕。

（7）咽喉

【定位】耳屏内侧面上 1/2 处，即耳屏 3 区。

【主治】咽喉炎、扁桃体炎、声音嘶哑、失语。

（8）内鼻

【定位】耳屏内侧面下 1/2 处，即耳屏 4 区。

【主治】鼻炎、上颌窦炎、鼻衄。

（9）屏间前

【定位】屏间切迹前方耳屏最下部，即耳屏 2 区下缘处。

【主治】咽炎、口腔炎。

6. 对耳屏穴位的定位与主治　将对耳屏分为 4 区，由对屏尖及对屏尖至轮屏切迹连线之中点，分别向耳垂上线作两条垂线，将对耳屏外侧面及其后部分成前、中、后 3 区，前为对耳屏 1 区、中为对耳屏 2 区、后为对耳屏 3 区，对耳屏内侧面为对耳屏 4 区。

课堂互动

哮喘，可以用耳穴治疗吗？

（1）额

【定位】对耳屏外侧面前部，即对耳屏1区。

【主治】头晕、偏头痛。

（2）屏间后

【定位】屏间切迹后方对耳屏前下部，即对耳屏1区下缘处。

【主治】额窦炎。

（3）颞

【定位】对耳屏外侧面中部，即对耳屏2区。

【主治】头晕、偏头痛。

（4）枕

【定位】对耳屏外侧面的后部，即对耳屏3区。

【主治】头晕、头痛、哮喘、神经衰弱。

（5）皮质下

【定位】对耳屏内侧面，即对耳屏4区。

【主治】痛证、间日疟、神经衰弱、失眠。

（6）对屏尖

【定位】对耳屏游离缘尖端，即对耳屏1、2、4区交点处。

【主治】哮喘、腮腺炎、睾丸炎、神经性皮炎。

（7）缘中

【定位】对耳屏游离缘上，对屏尖与轮屏切迹连线中点处，即对耳屏2、3、4区交点处。

【主治】遗尿、内耳性眩晕、尿崩症、功能性子宫出血。

（8）脑干

【定位】轮屏切迹处，即对耳屏3、4区之间。

【主治】眩晕、假性近视、后头痛。

7. 耳甲穴位的定位与主治　将耳甲用标志点、线分为18个区，在耳轮的内缘上，设耳轮脚切迹至对耳轮下脚间中、上1/3交界处为A点；在耳甲内，由耳轮脚消失处向后作一水平线与对耳轮耳甲缘相交，设交点为D点；设耳轮脚消失处至D点连线中、后1/3交界处为B点；设外耳道口后缘上1/4与下3/4交界处为C点；从A点向B点作一条与对耳轮耳甲艇缘弧度大体相仿的曲线；从B点向C点作一条与耳轮脚下缘弧度大体相仿的曲线（图6-5）。

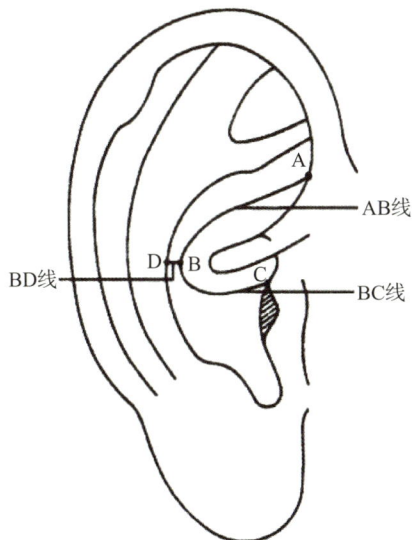

图 6-5 耳甲标志点

将 BC 线前段与耳轮脚下缘间分成 3 等份，前 1/3 为耳甲 1 区，中 1/3 为耳甲 2 区，后 1/3 为耳甲 3 区。ABC 线前方，耳轮脚消失处为耳甲 4 区。将 AB 线前段与耳轮脚上缘及部分耳轮内缘间分成 3 等份，后 1/3 为 5 区，中 1/3 为 6 区，前 1/3 为 7 区。

将对耳轮下脚下缘前、中 1/3 交界处与 A 点连线，该线前方的耳甲艇部为耳甲 8 区。将 AB 线前段与对耳轮下脚下缘间耳甲 8 区以后的部分，分为前、后 2 等份，前 1/2 为耳甲 9 区，后 1/2 为耳甲 10 区。在 AB 线后段上方的耳甲艇部，将耳甲 10 区后缘与 BD 线之间分成上、下 2 等份，上 1/2 为耳甲 11 区，下 1/2 为耳甲 12 区。由轮屏切迹至 B 点作连线，该线后方、BD 线下方的耳甲腔部为耳甲 13 区。以耳甲腔中央为圆心，圆心与 BC 线间距离的 1/2 为半径作圆，该圆形区域为耳甲 15 区。过 15 区最高点及最低点分别向外耳门后壁作两条切线，切线间为耳甲 16 区。15、16 区周围为耳甲 14 区。将外耳门的最低点与对耳屏耳甲缘中点相连，再将该线以下的耳甲腔部分为上、下 2 等份，上 1/2 为耳甲 17 区，下 1/2 为耳甲 18 区。

（1）口

【定位】耳轮脚下方前 1/3 处，即耳甲 1 区。

【主治】面瘫、口腔炎、戒断综合征、牙周炎、胆石症。

（2）食道

【定位】耳轮脚下方中 1/3 处，即耳甲 2 区。

【主治】食管痉挛、食道炎。

（3）贲门

【定位】耳轮脚下方后 1/3 处，即耳甲 3 区。

【主治】神经性呕吐、贲门痉挛。

（4）胃

【定位】耳轮脚消失处，即耳甲 4 区。

【主治】消化不良、恶心呕吐、胃痉挛、胃溃疡、牙痛、前额痛、失眠。

（5）十二指肠

【定位】耳轮脚及部分耳轮与 AB 线之间的后 1/3 处，即耳甲 5 区。

【主治】胆石症、胆囊炎、十二指肠溃疡、腹胀、腹痛、腹泻。

（6）小肠

【定位】耳轮脚及部分耳轮与 AB 线之间的中 1/3 处，即耳甲 6 区。

【主治】腹痛、腹胀、消化不良、心动过速。

（7）大肠

【定位】耳轮脚及部分耳轮与 AB 线之间的前 1/3 处，即耳甲 7 区。

【主治】便秘、腹泻、咳嗽、牙痛、痤疮。

（8）阑尾

【定位】小肠区和大肠区之间，即耳甲 6、7 区交界处。

【主治】单纯性阑尾炎、腹泻。

（9）艇角

【定位】对耳轮下脚下方前部，即耳甲 8 区。

【主治】尿道炎、前列腺炎。

（10）膀胱

【定位】对耳轮下脚下方中部，即耳甲 9 区。

【主治】膀胱炎、尿潴留、遗尿、坐骨神经痛、腰痛。

（11）肾

【定位】对耳轮下脚下方后部，即耳甲 10 区。

【主治】肾盂肾炎、腰痛、神经衰弱、耳鸣、哮喘、阳痿、遗尿、早泄。

（12）输尿管

【定位】肾区和膀胱区之间，即耳甲 9、10 区交界处。

【主治】输尿管结石绞痛。

（13）胰胆

【定位】耳甲艇的后上部，即耳甲 11 区。

【主治】急性胰腺炎、胆石症、胆囊炎、胆道蛔虫症、带状疱疹、耳鸣、中耳炎。

（14）肝

【定位】耳甲艇的后下部，即耳甲 12 区。

【主治】胁痛、假性近视、单纯性青光眼、眩晕、月经不调、高血压。

（15）艇中

【定位】小肠区与肾区之间，即耳甲 6、10 区交界处。

【主治】腹胀、腹痛、胆道蛔虫症。

（16）脾

【定位】BD 线下方，耳甲腔后上部，即耳甲 13 区。

【主治】食欲不振、腹胀、腹泻、便秘、白带过多、内耳性眩晕。

（17）心

【定位】耳甲腔正中凹陷处，即耳甲 15 区。

【主治】心动过速、心律不齐、心绞痛、无脉症、神经衰弱、口舌生疮。

（18）气管

【定位】心区与外耳门之间，即耳甲 16 区。

【主治】支气管炎、哮喘。

（19）肺

【定位】心、气管区周围处，即耳甲 14 区。

【主治】胸闷、声音嘶哑、咳嗽、皮肤瘙痒症、荨麻疹、戒断综合征。

（20）三焦

【定位】外耳门后下，肺与内分泌之间，即耳甲 17 区。

【主治】腹胀、便秘、上肢外侧疼痛。

（21）内分泌

【定位】屏间切迹内，耳甲腔前下部，即耳甲 18 区。

【主治】月经不调、痛经、痤疮、间日疟、甲状腺功能减退或亢进症。

知 识 链 接

耳针治疗失眠

失眠又称不寐，是睡眠障碍中最常见的病症。表现为入睡困难或寐而易醒，醒后不寐，重者彻夜难眠，常伴有头痛、头昏、心悸、健忘、多梦等。可以用神门、皮质下、交感、心等耳穴进行治疗。

8. 耳垂穴位的定位与主治　将耳垂分为 9 个区，在耳垂上线至耳垂下缘最低点之间划两条等距离平行线，于上平行线上引两条垂直等份线，将耳垂分为 9 个区，上部由前到后依次为耳垂 1 区、2 区、3 区；中部由前到后依次为耳垂 4 区、5 区、6 区；下部由前到后依次为耳垂 7 区、8 区、9 区。

（1）牙

【定位】耳垂正面前上部，即耳垂 1 区。

【主治】牙周炎、牙痛、低血压。

（2）舌

【定位】耳垂正面中上部，即耳垂 2 区。

【主治】口腔炎、舌炎。

（3）颌

【定位】耳垂正面后上部，即耳垂 3 区。

【主治】颞颌关节功能紊乱症、牙痛。

（4）垂前

【定位】耳垂正面前中部，即耳垂 4 区。

【主治】牙痛、神经衰弱。

（5）眼

【定位】耳垂正面中央部，即耳垂 5 区。

【主治】假性近视、麦粒肿、电光性眼炎、急性结膜炎。

（6）内耳

【定位】耳垂正面后中部，即耳垂 6 区。

【主治】耳鸣、听力减退、中耳炎、内耳性眩晕。

（7）面颊

【定位】耳垂正面眼区与内耳区之间，即耳垂 5、6 区交界处。

【主治】腮腺炎、周围性面瘫、面肌痉挛、三叉神经痛、痤疮、扁平疣。

（8）扁桃体

【定位】耳垂正面下部，即耳垂 7、8、9 区。

【主治】咽炎、扁桃体炎。

9. 耳背穴位的定位与主治 将耳背分为 5 区，分别过对耳轮上、下脚分叉处耳背对应点和轮屏切迹耳背对应点作两条水平线，将耳背分为上、中、下 3 部，上部为耳背 1 区，下部为耳背 5 区，再将中部分为内、中、外 3 等份，内 1/3 为耳背 2 区、中 1/3 为耳背 3 区、外 1/3 为耳背 4 区。

课堂互动

神经衰弱，我们应该怎么选穴呢？

（1）耳背心

【定位】耳背上部，即耳背1区。

【主治】心悸、失眠、多梦。

（2）耳背肺

【定位】耳背中内部，即耳背2区。

【主治】皮肤瘙痒症、哮喘。

（3）耳背脾

【定位】耳背中央部，即耳背3区。

【主治】食欲不振、消化不良、胃痛。

（4）耳背肝

【定位】耳背中外部，即耳背4区。

【主治】胁痛、胆囊炎、胆石症。

（5）耳背肾

【定位】耳背下部，即耳背5区。

【主治】神经衰弱、头晕、头痛。

（6）耳背沟

【定位】对耳轮沟和对耳轮上、下脚沟处。

【主治】皮肤瘙痒症、高血压。

10. 耳根穴位的定位与主治

（1）上耳根

【定位】耳根最上处。

【主治】鼻衄。

（2）耳迷根

【定位】耳轮脚后沟的耳根处。

【主治】胆石症、胆囊炎、胆道蛔虫症、腹痛、腹泻、心动过速。

（3）下耳根

【定位】耳根最下处。

【主治】低血压、下肢瘫痪、小儿麻痹后遗症。

项目三 耳针的应用

一、选穴原则

1. 按相应部位选穴 当机体患病时，在耳郭的相应部位上有一定的敏感点，它便是本病的首选穴位，如胃痛取"胃"穴等。

2. 按脏腑辨证选穴 根据脏腑学说的理论，按各脏腑的生理功能和病理反应进行辨证取穴。如脱发取"肾"穴，皮肤病取"肺""大肠"穴等。

3. 按经络辨证选穴 即根据十二经脉循行和其病候选取穴位。如坐骨神经痛，取"膀胱"或"胰胆"穴；牙痛取"大肠"穴等。

4. 按西医学理论选穴 耳穴中一些穴位是根据西医学理论命名的，如"交感""肾上腺""内分泌"等。这些穴位的功能基本上与西医学理论一致，故在选穴时应考虑其功能，如炎性疾病取"肾上腺"穴。

5. 按临床经验选穴 临床实践发现有些耳穴具有治疗本部位以外疾病的作用，如"外生殖器"穴可以治疗腰腿痛。

知 识 链 接

探查方法

临床常用的耳穴探查方法主要有3种：

1. 直接观察法：就是利用肉眼或借助放大镜，在自然光线下，对耳部由上而下，从内到外，直接观察有无变形、变色征象，如脱屑、水疱、丘疹、充血、硬结、疣赘、软骨增生、色素沉着以及血管的形状、颜色的变异等。

2. 按压法：诊断明确后，在病人耳部相应部位用探针、火柴梗、毫针柄等物用轻、慢、均匀的压力寻找痛点。一般在疾病相应部位的耳郭部从周围向中心探压，或自上而下、自外而内对整个耳郭进行普查，耐心细致地找压痛点。当压到敏感点时，病人会出现皱眉、呼痛、躲闪等反应。挑选最明显的一点作为耳针的治疗点。

3. 电阻测定法：当人体发生疾病时，多数患者相应耳穴的电阻下降。这些电阻下降的耳穴，皮肤导电量必然增高，故又称为"良导点"。这种良导点，就可以作为耳针治疗的刺激点。测定时用特制的电子仪器测定耳穴皮肤的电阻、电位、电容等变化，方法是病人一手握电极，医生手执探测头，在病人耳郭上进行探查，当电极探头触及敏感点时，如电阻低的耳穴，可以通过指示信号、音响或仪表反映出来。这种电测定法具有操作简便、准确性高等优点。

二、操作方法

耳穴的刺激方法较多，仅介绍一些目前临床常用的方法。

1. 毫针法　是利用毫针针刺耳穴，治疗疾病的一种常用方法（图 6-6）。其操作程序如下：

（1）定穴和消毒　以选定耳穴作为针刺点（包括用探棒或耳穴探测仪所测得的敏感点）。针刺前耳穴必须严格消毒，先用 2.5% 碘酒消毒，再用 75% 的酒精脱碘，待酒精干后施术。

（2）体位和进针　一般采用坐位，如年老体弱、病重或精神紧张者宜采用卧位，针具选用 26 ～ 30 号粗细的 0.3 ～ 0.5 寸长的不锈钢针。进针时，医者左手拇、食二指固定耳郭，中指托着针刺部的耳

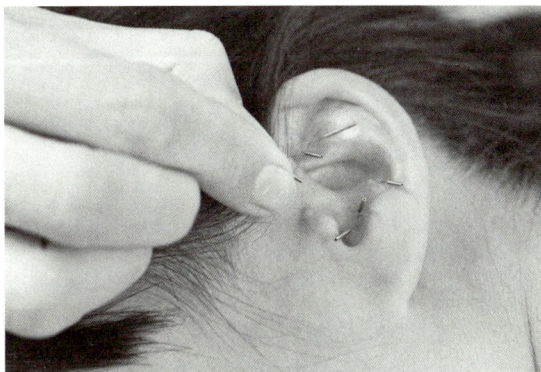

图 6-6　耳针毫针针刺法

背，既可以掌握针刺的深度，又可以减轻针刺疼痛。然后用右手拇、食二指持针，用快速插入的速刺法或慢慢捻入的慢刺法进针均可。刺入深度应视患者耳郭局部的厚薄灵活掌握，一般刺入皮肤 2 ～ 3 分，达软骨后毫针站立不摇晃为准。刺入耳穴后，如局部感应强烈，患者症状往往有即刻减轻感；如局部无针感，应调整针刺的方向、深度和角度。刺激强度和手法依病情、体质、证型、耐受度等综合考虑。

（3）留针和出针　留针时间一般 15 ～ 30 分钟，慢性病、疼痛性疾病留针时间适当延长。留针期间，每隔 10 分钟运针 1 次。出针是一次治疗的结束动作，医者左手托住耳郭，右手迅速将毫针垂直拔出，再用消毒干棉球压迫针眼，以免出血。

操作流程：定穴—消毒—进针—行针（耳针刺激）—留针—出针。

2. 电针法　针刺获得针感后，接上电针机两个极，具体操作参照电针法。通电时间一般以 10 ～ 20 分钟为宜。适用于神经系统疾患、内脏痉挛、哮喘等。

3. 埋针法　是将皮内针埋入耳穴治疗疾病的方法，适用于慢性疾病和疼痛性疾病，起到持续刺激、巩固疗效和防止复发的作用。

使用时，左手固定常规消毒后的耳部，右手用镊子挟住皮内针柄，轻轻刺入所选耳穴，再用胶布固定。一般埋患侧耳郭，必要时埋双耳，每日自行按压3次，每次留针3～5日，5次为一疗程。

4. 压丸法　即在耳穴表面贴敷压丸的一种简易疗法。此法既能持续刺激穴位，又安全无痛，无副作用，目前被广泛应用于临床。

压丸所选材料可就地取材，如王不留行籽、油菜籽、小米、绿豆、白芥子等。临床现多用王不留行籽，因其表面光滑，大小和硬度适宜。应用前用沸水烫洗2分钟，晒干装瓶备用。应用时，将王不留行籽贴附在0.6cm×0.6cm大小的医用胶布中央，用镊子挟住胶布，贴敷在选用的耳穴上，每日自行按压3～5次，每次每穴按压30～60秒，3～7日更换1次，双耳交替。刺激强度依患者情况而定，一般儿童、孕妇、年老体弱、神经衰弱者用轻刺激法，急性疼痛性病症宜用强刺激法。

5. 穴位注射法　将微量药物注入耳穴的治疗方法。一般使用结核菌素注射器配26号针头，依病情吸取选用的药物，左手固定耳郭，右手持注射器刺入耳穴的皮内或皮下，行常规皮试操作，缓缓推入0.1～0.3mL药物，使皮肤成小皮丘，耳郭有痛、胀、红、热等反应，完毕后用消毒干棉球轻轻压迫针孔，隔日1次。

三、临床应用

1. 疼痛性疾病　如各种扭挫伤、头痛和神经性疼痛等。

2. 炎性疾病及传染病　如急慢性结肠炎、牙周炎、咽喉炎、扁桃体炎、胆囊炎、流行性感冒、百日咳、细菌性痢疾、腮腺炎等。

3. 功能紊乱性疾病　如胃肠神经官能症、心脏神经官能症、心律不齐、高血压、眩晕症、多汗症、月经不调、遗尿、神经衰弱、癔症等。

4. 过敏及变态反应性疾病　如荨麻疹、哮喘、过敏性鼻炎、过敏性结肠炎、过敏性紫癜等。

5. 内分泌代谢紊乱性疾病　如甲状腺功能亢进或低下、糖尿病、肥胖症、更年期综合征等。

6. 其他　可催乳、催产，预防和治疗输血、输液反应，同时还有美容、戒烟、戒毒、延缓衰老、防病保健等作用。

四、注意事项

1.消毒，防止感染。因耳郭暴露在外，表面凹凸不平，结构特殊，针刺前必须严格消毒，有创面和炎症部位禁针。针刺后如针孔发红、肿胀，应及时涂 2.5% 碘酒，防止化脓性软骨膜炎的发生。

2.对扭伤和运动障碍的患者，进针后应嘱其适当活动患部，有助于提高疗效。

3.有习惯性流产的孕妇应禁针。

4.患有严重器质性病变和伴有高度贫血者不宜针刺，对严重心脏病、高血压患者不宜行强刺激法。

5.耳针治疗时亦应注意防止发生晕针，一旦发生应及时处理。

复习思考

1.简述三角窝的分区及主治。

2.简述耳甲的分区及主治。

3.简述耳针的注意事项。

扫一扫，知答案

【实训目标】

掌握临床常用的 20 个耳穴的正确定位。

掌握临床常用的毫针刺法和压丸法操作技术。

了解其他耳穴刺激技术。

实训项目　耳针

【实训时间】

2 学时。

【实训器具】

耳针模型，耳穴探测仪，0.5～1 寸 28～30 号毫针，75% 酒精，2% 碘酒，三棱针，皮内针，磁珠，王不留行籽，镊子，耳压板，胶布，剪刀，针盘，G6805 治疗仪等。

【实训步骤】

1. 耳穴

（1）熟记定位

风溪　耳舟 1、2 区交界处。

结节　耳轮 8 区，耳轮结节处。

坐骨神经　对耳轮 6 区，对耳轮下脚前 2／3 处。

交感　对耳轮下脚前缘与耳轮内侧交界处

神门　三角窝 4 区，对耳轮上、下脚交叉处，三角窝的后 1/3 上部。

肾上腺　耳屏 2 区后缘处，耳屏游离缘下部尖端。

皮质下　对耳屏内侧面，即对耳屏 4 区。

对屏尖　对耳屏 1、2、4 交点处，对耳屏游离缘的尖端。

胃　耳甲 4 区，耳轮脚消失处。

大肠　耳甲 7 区，耳轮脚及部分耳轮与 AB 线之间的前 1/3 处。

膀胱　耳甲 9 区，对耳轮下脚下方中部。

肾　耳甲 10 区，对耳轮下脚下方后部。

胰胆　耳甲 11 区，耳甲艇的后上部。

肝　耳甲 12 区，耳甲艇的后下部。

脾　耳甲 13 区，耳甲腔的后上方。

心　耳甲 15 区，耳甲腔正中凹陷处。

肺　耳甲 14 区，耳甲腔心、气管的周围。

三焦　耳甲 17 区，耳甲腔底部，肺与内分泌之间。

内分泌　耳甲 18 区，耳甲腔底部，屏间切迹内。

眼　耳垂 5 区，耳垂正面中央部。

（2）分组示范及实际操作

①根据耳穴模型，熟记耳穴定位。

②教师进行示范教学，对照模特耳郭，标记耳穴。

③四人一组进行练习。

2. 耳针操作技术

（1）耳穴望诊

（2）电测定法

（3）刺激方法

①毫针刺法 常规消毒后，医者左手拇、食二指固定耳郭，中指托着针刺部的耳背，既可以掌握针刺的深度，又可以减轻针刺疼痛。然后用右手拇、食二指持针，用快速插入的速刺法或慢慢捻入的慢刺法进针均可。刺入深度应视患者耳郭局部的厚薄灵活掌握，一般刺入皮肤 2 ～ 3 分，达软骨后毫针站立不摇晃为准。留针时间一般约 15 ～ 30 分钟，出针时，医者左手托住耳郭，右手迅速将毫针垂直拔出，再用消毒干棉球压迫针眼，以免出血。

②电针法 针刺获得针感后，接上电针机两个极，具体操作参照电针法。通电时间一般以 10 ～ 20 分钟为宜。适应于神经系统疾患、内脏痉挛、哮喘等。

③埋针法 常规消毒后，术者左手固定常规消毒后的耳部，右手用镊子挟住皮内针柄，轻轻刺入所选耳穴，再用胶布固定。一般埋患侧耳郭，必要时埋双耳，每日自行按压 3 次，每次留针 3 ～ 5 日，5 次为一疗程。

④压丸法 将王不留行籽贴附在 0.6cm×0.6cm 大小的医用胶布中央，常规消毒耳郭后用镊子挟住，贴敷在选用的耳穴上，每日自行按压 3 ～ 5 次，每次每穴按压 30 ～ 60 秒，3 ～ 7 日更换 1 次，双耳交替。

【实训小结】

按下表将实训内容如实地加以记录。

序号	模特姓名	耳穴	选用刺激方法	针感性质及刺激程度

扫一扫，看课件

头 针

【学习目标】

熟悉头针的操作、注意事项。

掌握头针穴线的定位与主治。

头针，又称头皮针，是在头部特定的穴线进行针刺防治疾病的一种方法。头针的理论依据主要有二：一是中医脏腑经络理论，二是大脑皮层功能定位。

头针疗法是在传统的针灸医学的基础上发展起来的，其所用的穴区与经络、穴位、脏腑有密切联系。1984年5月世界卫生组织西太区针灸穴名标准化会议，经过讨论，决定按照分区定经，经上选穴，并结合古代透刺穴位的方法，正式通过了《头针穴名国际标准化方案》，本书以之为依据。

项目一　标准头穴线的定位与主治

知 识 链 接

头针经络理论基础

《素问·脉要精微论》："头者，精明之府。"头为诸阳之会，手足六阳经皆上循于头面。六阴经中手少阴心经与足厥阴肝经直接行于头面部，诸阴经经别与其相表里阳经经脉相合后上达于头面。督脉上至风府，入脑上巅，阳维脉至项后与督脉会合，阳跷脉至项后会合于足少阳胆经。

标准头穴线均位于头皮部位，按颅骨的解剖名称分额区、顶区、颞区、枕区，共 14 条标准穴线。兹将定位及主治分述如下：

一、额区

1. 额中线

【定位】在额部正中，从督脉神庭穴向前引一条长 1 寸的线（图 7-1）。

【主治】癫狂痫、精神失常、鼻病等。

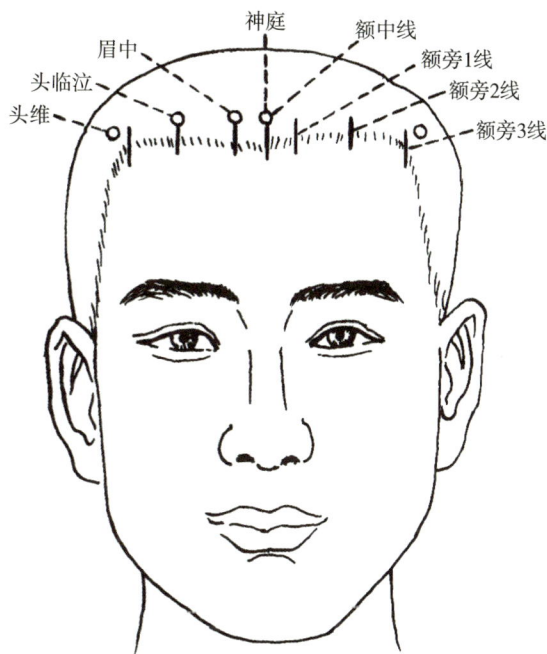

图 7-1　额区穴线

2. 额旁 1 线

【定位】在额部，从膀胱经眉冲穴向前引一条长 1 寸的线（图 7-1）。

【主治】冠心病、心绞痛、支气管哮喘、支气管炎、失眠等上焦病症。

3. 额旁 2 线

【定位】在额部，从胆经头临泣穴向前引一条长 1 寸的线（图 7-1）。

【主治】急慢性胃炎、胃和十二指肠溃疡、肝胆病等中焦病症。

4. 额旁 3 线

【定位】在额部，从胃经头维穴内侧 0.75 寸起向下引一条长 1 寸的线（图 7-1）。

【主治】功能性子宫出血、阳痿、遗精、子宫脱垂、尿频、尿急等下焦病症。

二、顶区

1. 顶中线

【定位】在头顶部，督脉百会穴至前顶穴之间的连线（图 7-2）。

【主治】腰腿足病症，如瘫痪、麻木、疼痛，以及皮质性多尿、脱肛、小儿夜尿、高血压、头顶痛等。

2. 顶颞前斜线

【定位】在头部侧面，从督脉前神聪至胆经悬厘穴的连线（图 7-3）。

【主治】全线分 5 等份，上 1/5 治疗对侧下肢中枢性瘫痪，中 2/5 治疗对侧上肢中枢性瘫痪，下 2/5 治疗对侧中枢性面瘫、运动性失语、流涎、脑动脉硬化等。

3. 顶颞后斜线

【定位】在头部侧面，从督脉百会穴至胆经曲鬓穴的连线（图 7-3）。

【主治】全线分 5 等份，上 1/5 治疗对侧下肢感觉异常，中 2/5 治疗对侧上肢感觉异常，下 2/5 治疗对侧头面部感觉异常等。

4. 顶旁 1 线

【定位】在头顶部，督脉旁 1.5 寸，从膀胱经通天穴向后引一直线，长 1.5 寸（图 7-4）。

【主治】腰腿病证，如瘫痪、麻木、疼痛等。

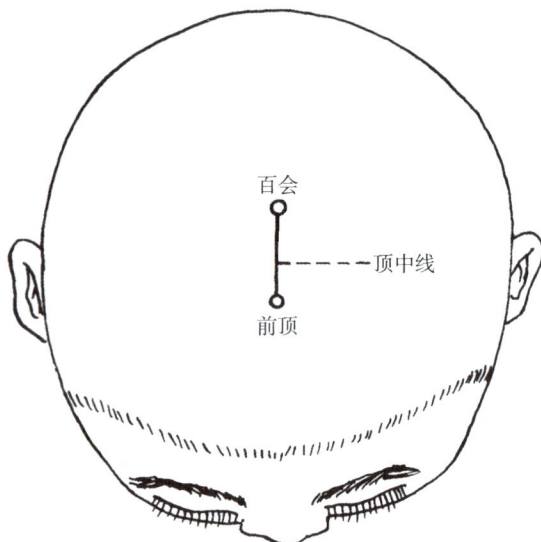

图 7-2　顶中线

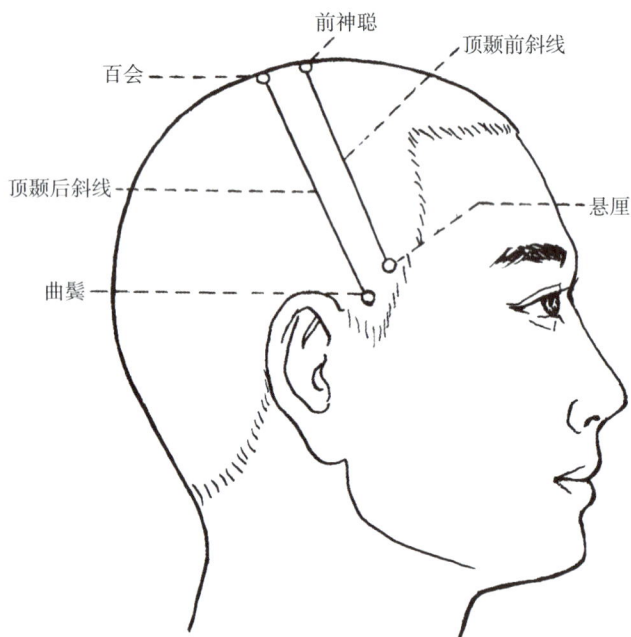

图 7-3　顶颞前、后斜线

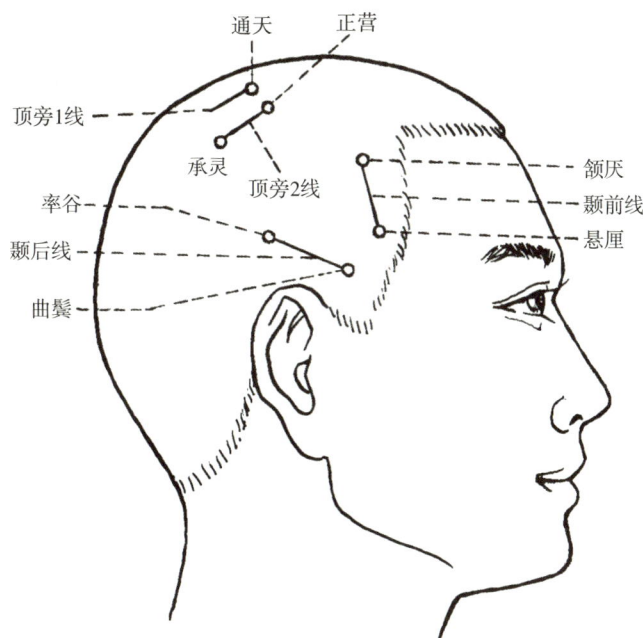

图 7-4　顶区、颞区穴线

5. 顶旁 2 线

【定位】在头顶部，督脉旁 2.25 寸，从胆经正营穴向后引一直线至承灵穴，长 1.5 寸（图 7-4）。

【主治】头痛，偏头痛，肩、臂、手等部位的病症，如瘫痪、麻木、疼痛等。

知 识 链 接

高血压头针处方

头针对 1 期高血压，肝阳上亢、阴阳两虚的降压效果较好。一般以顶中线、额中线、额旁 1 线等顶区和额区治疗线为主，沿皮进针后，取得局部针感后，留针 1～2 小时，并配合意守丹田、形体放松。

三、颞区

1. 颞前线

【定位】在颞部，胆经颔厌穴与悬厘穴的连线（图 7-4）。

【主治】偏头痛，运动性失语，周围性面瘫，口腔疾病等。

2. 颞后线

【定位】在颞部，胆经率谷穴与曲鬓穴的连线（图7-4）。

【主治】偏头痛，耳鸣，耳聋，眩晕等。

四、枕区

1. 枕上正中线

【定位】在枕部，即督脉强间穴至脑户穴之间长1.5寸的线（图7-5）。

【主治】眼病，颈项强痛，癫狂痫。

2. 枕上旁线

【定位】在枕部，由枕外粗隆督脉脑户穴旁开0.5寸起，向上引一条长1.5寸的线（图7-5）。

【主治】皮质性视力障碍，白内障，近视眼等。

3. 枕下旁线

【定位】在枕部，膀胱经玉枕穴向下引一条长2寸的线（图7-5）。

【主治】小脑疾病引起的平衡障碍，后头痛等。

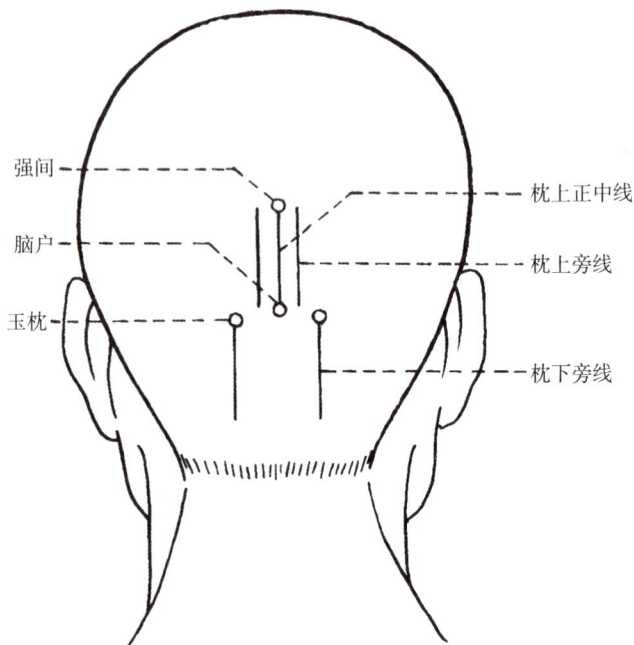

图7-5　枕区穴线

项目二　头针的操作方法

一、体位与针具

取坐位或卧位。一般选用28～30号长1.5～2寸的毫针。

二、进针与行针

1. 进针　局部常规消毒，针与头皮呈30°夹角，快速将针刺入头皮下，当针达到帽状腱膜下层时，指下感到阻力减小，然后使针与头皮平行，继续捻转进针，根据不同穴线，刺入相应深度。若进针角度不当，使针尖达颅骨或仅达皮下层，患者有痛感且医者手下有抵抗感，此时应改变进针角度，重新刺入。

2. 行针　行针方法有两种。

（1）快速捻转法　一般以拇指掌侧面和食指桡侧面夹持针柄，以食指的掌指关节快速连续屈伸，使针身左右旋转，捻转速度每分钟200次左右。进针后持续捻转2～3分钟，留针5～10分钟后，再持续捻转2～3分钟，反复操作2～3次即可起针。偏瘫患者留针期间，嘱其活动肢体（重症患者可做被动运动），加强肢体的功能锻炼。

（2）抽添法　据汪机《针灸问对》抽添法演化而成，分为抽提法和进插法。

抽提法：针体进入帽状腱膜下层，针体平卧，用右手拇指、食指紧捏针柄，左手按压进针点以固定头皮，用爆发力将针迅速向外抽提3次，然后再缓慢地向内退回原处（插至1寸处），以紧提慢插为主，是为泻法。

进插法：针体进入帽状腱膜下层，针体平卧，用右手拇指、食指紧捏针柄，左手按压进针点以固定头皮，用爆发力将针迅速向内进插3次，然后再缓慢地向外退回原处（提至1寸处），以紧插慢提为主，是为补法。

三、留针与出针

1. 留针　留针20～30分钟。对于某些疼痛性疾病，可适当延长留针时间。

2. 出针　刺手夹持针柄轻轻捻转松动针身，押手固定穴区周围头皮，如针下无紧涩感，可快速抽拔出针，也可缓慢出针。出针后，用消毒干棉球按压针孔片刻，以防出血。

项目三　头针的临床应用与注意事项

一、临床应用

头针主要治疗脑源性疾病，如瘫痪、麻木、失语、眩晕、耳鸣、舞蹈病等。此外，也可治疗腰腿痛、夜尿、三叉神经痛、肩周炎等各种病症。头针还可应用于外科手术的针刺麻醉。

二、注意事项

1. 严格消毒，防止感染。

2. 头针刺激较强，医者须注意观察，以防患者晕针。

3. 中风患者，急性期如因脑出血引起昏迷、发热、血压过高时，暂不宜用头针治疗，待病情及血压稳定后再针刺治疗。如因脑血栓形成引起偏瘫者，宜及早采用头针及体针结合治疗。

4. 婴幼儿由于颅骨缝骨化不完全及囟门未闭合，不宜采用头针治疗。

5. 头皮血管丰富，容易出血，起针时要用干棉球按压针孔片刻，以防出血及皮下血肿。

6. 出针后应清点针数，防止遗漏。

复习思考

1. 试述头针操作方法。

2. 简述头针 14 条标准线的定位。

3. 简述头针的注意事项。

扫一扫，知答案

【实训目标】

掌握头针操作技术，要求达到熟练操作，局部无痛，针体在帽状腱膜下层自如进退及行针。

熟悉头针穴线的正确定位，要求能正确取定之。

实训项目　头针

【实训时间】

2 学时。

【实训器具】

头针模型，2% 碘酒，75% 酒精，1.5 ～ 2 寸一次性无菌针灸针，棉签（或消毒棉球、镊子、镊子筒）等。

【实训步骤】

1. 针刺前准备　受术者取坐位或卧位。选定头针穴线，注意进针避开发囊（发根）。局部先用 2% 碘酒消毒，再用 75% 酒精脱碘消毒。选用 1.5 ～ 2 寸一次性无菌针灸针。

2. 进针　针尖与头皮呈 30°夹角，快速将针刺入头皮下，当针达到帽状腱膜下层时，指下感到阻力减小，然后使针与头皮平行，继续捻转进针。

技术要点：要求进针无痛或微痛，避开发囊、瘢痕处。针体与头皮一定要保持 30°夹角。针体必须在帽状腱膜下层。如有疼痛或指下阻力，应停止进针，稍退出后改变角度方向再行进针。

3. 行针

（1）快速捻转法　针体进入帽状腱膜下层后，以拇指掌侧面和食指桡侧面夹持针柄，以食指的掌指关节快速连续屈伸，使针身左右旋转，捻转速度每分钟200次左右。进针后持续捻转2～3分钟，留针5～10分钟后，再持续捻转2～3分钟，反复操作2～3次再起针。

技术要点：速度快，频率高，易激发远端病所针感，局部胀痛轻微。针体保持原位，上下不移动。

（2）抽添手法

①抽提法　针体进入帽状腱膜下层，针体平卧，用右手拇、食指紧捏针柄，左手按压进针点以固定头皮，用爆发力将针迅速向外抽提3次，然后再缓慢地向内退回原处（插至1寸处），以紧提慢插为主。如此反复行针1～2分钟。

②进插法　针体进入帽状腱膜下层，针体平卧，用右手拇指、食指紧捏针柄，左手按压进针点以固定头皮，用爆发力将针迅速向内进插3次，然后再缓慢地向外退回原处（提至1寸处），以紧插慢提为主。如此反复行针1～2分钟。

技术要点：针体抽提或进插幅度小，约0.1寸。瞬间速度快，不一定要求频率。针体上下提插，不左右转动。用肩、肘、腕力量带动持针之手，如此可运气手指，达到效果。

4. 电针刺激

进针后亦可用脉冲电针仪在主要刺激区通电以代替手法捻针，频率用200～300次/分，波形及刺激强度根据病情及耐受性而定。

5. 留针和出针

（1）留针　一般留针20～30分钟，其间可行针2～3次，亦可不行针。留针和行针时，可配合肢体活动或按摩导引，亦可意守丹田，以加强效果。

（2）出针　待针下无紧涩感，可缓慢提至皮下，再快速拔出毫针。出针后，用消毒干棉球按压针孔片刻，以防出血。

【实训小结】

按下表将实训内容如实地加以记录。

头针穴线	针刺手法	针刺角度方向和深度	针感性质和程度

扫一扫，看课件

特色疗法

【学习目标】

掌握刮痧疗法、针刀疗法的操作步骤及临床应用。

熟悉刮痧疗法的作用、适应证及针刀疗法的操作手法。

了解刮痧疗法、针刀疗法的注意事项及异常情况的处理。

项目一　刮痧疗法

刮痧疗法是以中医基础理论为指导，应用刮痧器具蘸取刮痧介质，在人体的一定部位进行反复刮、挤、揪、捏、刺等物理刺激，造成皮肤表面充血，改善人体气血流通状态，从而达到防治疾病的一种外治方法。刮痧疗法疗效确切、操作简便、方法独特、经济实用、适应证广，是广大人民群众乐意接受的非药物疗法。

刮痧疗法是我国传统的自然疗法之一，最早起源于民间，刮痧治病的病例记录最早见于《扁鹊传》中。由于历史原因，刮痧疗法只能在民间缓慢发展，直到 17 世纪至 20 世纪初，刮痧疗法开始为医学界不少名家所重视，刮痧工具不断增多，刮痧方法才得到改进和丰富，治疗范围不断扩大，此后刮痧疗法得到了广泛的普及和推广。目前随着医学生物模式的转变及人类对疾病、健康认识的进一步加深，刮痧疗法逐渐受到人们的青睐，已逐步成为一种开展自我保健、家庭医疗的济世良法。

一、器具及介质

1. 刮痧器具　刮痧器具制造简单，经济方便，有很多可用的代替品。一般常用的有以下几类：

（1）贝壳刮痧板　根据刮拭需要，选取大小适宜、边缘光滑的贝壳制成，这种刮具沿海地区较常用，取材方便。

（2）硬币刮痧板　因时代变迁，硬币刮痧板一般分铜、铝两种，古代常用铜板为刮具，现代常用铝质硬币，取材方便。用硬币刮拭时手法宜轻，以防刮破皮肤，多用于小面积刮拭。

（3）木质刮痧板　选取质地坚硬的木材制成边缘光滑、圆润、边角圆滑，便于握持的刮痧板。多选用能祛邪和胃、行气止痛的檀香制成，还可根据人体疾病选取木材，寒性病取热性木材，热性病取寒性木材。

（4）角质刮痧板　用羚羊角、水牛角等制成刮板，可以根据刮拭部位的不同制成大小不同、弧度不一、厚薄不均的规格。这种刮具有清热解毒的作用，而且不导电、不传热。

（5）石器刮痧板　根据需要将石器打磨成光滑圆润的刮痧板。如玉石刮痧板具有养颜润肤、祛斑抗皱的功效，常用于美容美体。但石器刮痧板易碎，不耐用。

（6）代用刮具　在施行刮痧疗法时，如手头没有刮具，还可以就地取材，可用瓷杯、汤匙等，但要取边缘较厚、光滑且无破损的。

此外，三棱针也常用于挑痧法和放痧法，玻璃罐也常用于背部大面积的刮痧用。

2. 刮痧的常用介质　刮痧时为减少刮痧阻力，减轻疼痛，避免皮肤损伤，增强刮痧疗效，操作之前应在刮痧部位涂上一层润滑剂，称为刮痧介质。常见的刮痧介质有：

（1）水剂　最易取材的刮痧介质，但可根据季节适当调整，夏秋季节可用凉开水，冬春季节可用温开水。也可用葱姜水、薄荷水等。

（2）油剂　常用香油或其他植物油，现市场上有特制的具有祛风除湿、行气开窍、止痛等作用的刮痧油。临床上也可用红花油，家中可用清凉油、风油精等。

（3）膏剂　可采用既能护肤又有润滑作用的乳膏作为刮痧介质。

（4）中药煎剂　可根据病情需要选用具有活血行气、疏经通络、排毒祛瘀、消炎止痛功效的中药，如当归、川芎、红花、冰片等，煎煮成水剂使用，可用单方也可用复方。

（5）蛋清　蛋清具有清热解毒、增白润肤的功效，也是夏季常用的刮痧介质。

（6）其他　液体石蜡、滑石粉等也可作刮痧介质，主要起润滑作用。

二、刮痧方法

1. 刮痧法的种类　刮痧法是选用刮痧器具，在人体相应体表按顺序进行刮动，使皮肤出现痧痕的一种操作方法。此法可分为直接刮法和间接刮法两种：

（1）直接刮法　指根据需要选取刮痧介质涂于施术部位，用刮痧板直接在施术部位上按顺序进行刮拭，直到皮下出痧为止。

（2）间接刮法　根据治疗需要先在施术部位放置一层薄布，再用刮痧板在布上按顺序刮拭，称为间接刮法。此法可保护皮肤，适用于儿童、年老体弱、意识不清及某些皮肤病患者。

2. 人体各部位刮拭方向及要求

（1）头部

课堂互动

请说出头部刮拭线经过的常用腧穴的归经、定位、主治及操作。

①刮拭方向

两侧：从两侧太阳穴按照胆经循行方向呈弧形经头维、率谷等穴刮至风池。

前头部：从头顶中部由后向前刮至前发际。按督脉循行方向由百会经上星、神庭等穴刮至前发际，逆足太阳膀胱经循行方向由络却经通天、承光等穴刮至前发际，逆足少阳胆经循行方向由承灵经目窗、头临泣等穴刮至前发际。

后头部：从头顶中部由前向后刮至后发际。逆督脉循行方向由百会经风府、哑门等穴刮至后发际，按足太阳膀胱经循行方向由络却经玉枕、天柱等穴刮至后发际，按足少阳胆经循行方向由承灵经脑空、风池等穴刮至后发际。

全头部：以百会穴为中心，呈放射状向全头部各个方向刮拭。

②要求　头部有头发，不必涂刮痧油，用刮痧板直接刮，用力宜轻，不必出痧，以头皮发热为度。用双手配合操作，辅助手保持头部稳定和安全。

（2）面部

①刮拭方向

前额部：由前额正中线向两侧经阳白、鱼腰刮拭至鬓角。

两颧部：从鼻两侧由内向外经四白、迎香、颧髎、巨髎刮拭至耳前。

下颌部：从承浆由内向外经地仓、大迎刮拭至颊车穴处。

②要求　面部刮痧可选用美容精油或乳膏类介质，禁止使用活血、祛风等刺激较强的介质。手法要轻柔，方向由内向外按肌肉走行刮拭，不必出痧。

（3）颈部

①刮拭方向　可逆督脉从哑门穴刮至大椎穴，还可从风池穴经肩井一直刮到肩髃穴、肩贞穴，一次到位，中间不要停留。

②要求　肩颈部肌肉较为丰厚，手法可稍重，刮至肩峰部时因骨骼突起用力宜轻，以出痧为度。

（4）背腰部

①刮拭方向　逆督脉循行方向和顺足太阳膀胱经第一、二侧线从上到下刮，用力均匀，中间不要停留，一直刮至腰骶部。

②要求　先用轻手法逆督脉刮，再用重手法顺足太阳膀胱经第一、二侧线刮，刮拭路

线尽量拉长，中间不停留，以出痧为度。

（5）胸部

①刮拭方向　胸部正中可逆任脉循行从天突穴刮至鸠尾穴，两侧可按先左后右、由内向外用刮痧板的边缘沿肋骨走向刮拭。

②要求　胸部乃心、肺二脏所居，外有骨骼，故刮拭时，用力宜轻柔，妇女乳头处禁刮。

（6）腹部

①刮拭方向　腹部正中可逆任脉循行从鸠尾穴刮至水分穴，跳过肚脐（神阙）从阴交经气海、关元刮至曲骨穴。两侧可逆足少阴肾经（第一侧线）、顺足阳明胃经（第二侧线）、逆足太阴脾经（第三侧线）从上到下依次刮之。

②要求　空腹或饱餐后禁止在腹部刮拭，以在进食后2小时左右刮拭为宜，刮拭时用力轻柔、均匀，频率快而次数多，以出痧为度。

（7）四肢部

①刮拭方向　可按从上到下、由外向内的顺序分别刮拭手三阳、手三阴、足三阳、足三阴经。

②要求　刮拭到肘、膝关节附近时，应尽量避开关节的凸面，经过肘窝、腘窝时用力宜轻，下肢静脉曲张或水肿禁止刮痧。

总之，整体刮拭的顺序是自上而下，按头部→颈部→背部→腰部→胸部→腹部→四肢的顺序刮拭，也可根据病情决定刮拭的先后顺序，每个部位按先左侧后右侧，先阳经后阴经顺序刮拭。刮拭方向总是以向下、向外为原则。

3. 刮痧的操作步骤

（1）操作手法

课堂互动

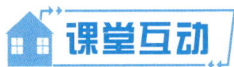

　　全身哪些部位适用于平刮？哪些部位适用于竖刮？

刮痧时用力要均匀，一般采用腕力，同时应根据患者的病情及反应调整刮拭的力量。刮痧疗法的常用操作手法有平刮、竖刮、斜刮、角刮。

①平刮　以刮痧板的平边着力，按一定方向进行大面积的平行刮拭。适用于腹部、背腰部等。

②竖刮　以刮痧板的平边着力，按竖直上下方向进行的大面积刮拭，适用于腹部、背腰部等。

③斜刮　用刮板的平边着力于施术部位，进行斜向刮拭，适用于人体某些部位不能进

行平、竖刮的情况。

④角刮　用刮板的棱角和边角，着力于施术部位，进行较小面积或沟、窝、凹陷地方的刮拭，如鼻沟、耳屏、神阙、听宫、听会、肘窝、关节等处。

（2）操作步骤

1）术前准备

①选择体位　根据患者的病情及刮拭部位，选择患者舒适、术者便于操作的体位。

②选择工具　根据施术部位及结合患者病情，选择刮痧器具与用品，并仔细检查刮痧板边缘是否光滑，边角钝圆，厚薄适中，有无裂纹及粗糙，以免伤及皮肤。

③做好解释工作，消除患者紧张心理　施术前向患者介绍刮痧的一般常识，消除其紧张恐惧心理，尤其是首次接受刮痧治疗的患者，应取得患者的信任与配合。

④消毒　暴露施术部位，术前要做好施术部位、刮痧工具及术者手指的常规消毒工作。

⑤涂刮痧润滑剂　选择适宜的刮痧介质并将其均匀地涂在施术部位上，用量不宜过多，否则不利于刮拭，还会弄脏衣服。保健刮痧和头部刮痧可不用介质，亦可隔物刮拭。

2）操作

①刮拭时，一般以右手持刮痧工具，灵活运用腕力、臂力施术，切忌用蛮力刮拭。刮具与施术部位皮肤之间的角度以 45°为宜，不可呈推、削之势。用力要均匀、适中，由轻到重，以患者耐受为宜。

②要按肌肉走向做单方向刮拭，不可来回刮，刮拭的线或面尽量拉长，以皮下出现微紫红或紫黑痧点、斑块即可。刮完一处再刮另一处，不可无顺序、无目的地乱刮。

③刮拭时为增强疗效和保护皮肤，一般都要蘸取介质，边蘸边刮拭，直至皮肤出现痧痕。初次刮痧，不必强求出痧，痧痕不明显亦可。

④刮拭结束后，将施术部位的水渍、油渍等擦净，让患者穿好衣服，休息片刻适当饮用一些姜汁、糖水或白开水，加强新陈代谢。

⑤一般在刮拭后 24 ～ 48 小时内施术部位的皮肤有痛感或自觉局部皮肤微微发热，这些都属于正常反应，几天后即可恢复正常。

⑥刮痧时限与疗程，一般每个部位刮 20 次左右或不超过 3 分钟，以患者耐受为宜，每次操作时间以 25 分钟左右为宜。初诊时间不宜过长，手法不宜过重，不可强求出痧。第二次应间隔 6 天左右或患处无痛感时再实施，通常连续治疗 5 次为 1 个疗程，间隔 10 天左右再进行下一个疗程。

知 识 链 接

现代医学认为，刮痧疗法可使局部皮肤充血，局部血液循环增强，使其组织温度升高和局部组织痛阈提高，从而使紧张或痉挛的肌肉舒展，痉挛得以解除，将各种邪气排出体外；刮痧疗法能使局部组织血液循环加快，新陈代谢旺盛，营养状况得到改善，改善血管紧张度与黏膜渗透性，淋巴循环加速，细胞的吞噬作用增强，刮痧疗法能使血液和淋巴液的循环增强，从而使肌肉和末梢神经的营养增加，促进全身的新陈代谢。由于刮痧直接刺激末梢神经，调节神经—内分泌系统，增强细胞免疫力，因此可提高人体抵抗力，起到镇痛、排出毒素、调整阴阳等作用。

三、临床应用

1.适应证 刮痧具有祛除邪气、疏通经络、调整气血、改善脏腑功能等作用，该疗法临床应用广泛（表8-1），适用于内、外、妇、儿、五官等科疾病。刮痧疗法不但适用于疾病的治疗，还适用于预防疾病和保健强身。

（1）内科疾病 感冒、咳嗽、哮喘、中暑、胃痛、腹痛、呕吐、泄泻、痢疾、便秘等。

（2）外科疾病 风疹、疔疮、湿疹、牛皮癣、肘劳、扭伤等。

（3）妇科疾病 痛经、闭经、月经不调、崩漏、乳痈、产后腹痛、绝经前后诸证等。

（4）儿科疾病 小儿惊风、顿咳、小儿泄泻、疳积、遗尿、痄腮、小儿痿病等。

（5）五官科疾病 目赤肿痛、睑腺炎、眼睑下垂、近视、咽喉肿痛、耳鸣耳聋、鼻渊、鼻衄、牙痛等。

表8-1 刮痧疗法临床应用

常见病症	刮痧部位
感冒	头颈部重点刮拭太阳、风池、风府等穴；背部重点刮拭大椎、风门、肺俞穴；胸部重点刮拭中府穴、前胸部；上肢部重点刮拭曲池、尺泽、合谷等穴
发热	项背部重点刮拭风池、大椎、两肩上、脊柱两旁；胸部重点刮拭膻中及其周围；上肢部重点刮拭肘窝、曲池、合谷；下肢部重点刮拭腘窝部
高血压	头颈部重点刮拭太阳、印堂、百会、风池、风府、角孙穴；背部重点刮拭心俞、肝俞、肾俞穴；上肢部重点刮拭曲池穴；下肢部重点刮拭足三里、三阴交穴

续表

常见病症	刮痧部位
慢性胃炎	背部重点刮拭膈俞、肝俞、胆俞、脾俞、胃俞、三焦俞、肾俞、大肠俞穴；腹部重点刮拭下脘、中脘、上脘、天枢穴；下肢部重点刮拭足三里等穴
胃下垂	头部重点刮拭百会穴；背部重点刮拭膈俞、脾俞、胃俞穴；下肢部重点刮拭足三里等穴
痛经	背部刮拭肝俞、胆俞、脾俞、胃俞、肾俞、八髎穴；腹部重点刮拭气海、关元、中极穴；下肢部重点刮拭足三里、血海、三阴交等穴
遗尿	头颈部重点刮拭百会穴；背部重点刮拭督脉、肾俞、志室穴；腹部重点刮拭气海、关元、中极穴；下肢部重点刮拭足三里至丰隆穴、阴陵泉至三阴交穴

2. 禁忌证

（1）危重病证如急性传染病、心肝肾功能衰竭、肝硬化腹水、全身重度水肿者忌用刮痧。

（2）传染性皮肤病，疮疡痈疖、溃疡、瘢痕，或外伤骨折处及皮肤不明病因的包块等，禁止直接在病灶部位刮拭。

（3）有出血倾向的疾病，如血小板减少性疾病、白血病、再生障碍性贫血等，禁用刮痧。

（4）年老体弱、久病体虚、醉酒、过饥、过饱、过渴、过度疲劳者禁用刮法。

（5）五官、二阴、空腹、妊娠妇女的腹部及腰骶部、肚脐、乳头，小儿囟门未合时禁刮。

四、注意事项

1. 术前注意事项

（1）刮痧疗法须暴露皮肤，但要注意保暖，注意避风。

（2）选择舒适的刮痧体位，以利于刮拭和防止晕刮。

（3）刮痧工具要严格消毒（施术者的双手也应消毒），防止交叉感染。刮拭前须仔细检查刮痧工具，以免刮伤皮肤。

（4）刮拭前一定要向患者解释清楚刮痧的一般常识，消除其恐惧心理，取得患者配合，以免晕刮。

（5）勿在患者过饥、过饱及过度紧张的情况下进行刮痧治疗。

2. 术中注意事项

（1）刮拭手法要用力均匀，以患者耐受为度，达到出痧为止。婴幼儿及老年人，刮拭手法用力宜轻。

（2）刮拭过程中，要经常询问患者感受，不可一味追求出痧而用重手法或延长刮痧时间。如出现精神疲惫、头晕目眩、面色苍白、恶心欲吐，出冷汗、心慌、四肢发凉或血压下降、神志昏迷时应立即停止刮痧。并安慰患者勿紧张，让其平卧，注意保暖，饮温开水或糖水。如仍不缓解，可用刮板角部点按人中穴，力量宜轻，避免重力点按后局部水肿。对百会穴和涌泉穴施以泻刮法。患者病情好转后，继续刮内关穴、足三里穴。

3. 术后注意事项

（1）刮痧治疗使汗孔开泄，邪气外排，要消耗体内部分的津液，故刮痧后应饮温水一杯，休息片刻。

（2）刮痧治疗后，为避免风寒之邪侵袭，须待皮肤毛孔闭合恢复原状后，方可洗浴，一般约3小时。

（3）对于某些复杂危重的患者，除用刮痧治疗，更应配合其他诸如药物治疗，以免延误病情。

项目二　针刀疗法

针刀是由金属材料做成的在形状上似针又似刀的一种针灸用具，源于我国古代九针中"锋针""镵针"等具有锋刃的针具，是对传统针灸的继承与创新。

课堂互动

请说出九针的名称、用法及治疗作用。

针刀疗法是一种介于手术方法和非手术疗法之间的闭合性松解术，是在中医理论指导下，以充分掌握精细解剖、立体解剖、动态解剖及体表映射等定位方法为前提，运用针刀对病变部位进行剥离、疏通、松解粘连等手法，以达到治疗疾病的方法。针刀疗法效果明显、简便易行、不受任何环境和条件的限制，治疗时切口小，不用缝合，对人体组织的损伤也小，不易引起感染，无不良反应，病人也无明显痛苦和恐惧感，术后无须休息，治疗时间短，疗程短，患者易于接受。其操作的特点是在治疗部位刺入深部到病变处（肌腱、关节间隙、软组织深部）进行轻松的切割、剥离、通透、松解等不同形式的刺激，以达到止痛的目的。

1976年朱汉章教授创立了小针刀疗法，并于1984年通过江苏省卫生厅鉴定，正式命名为"针刀疗法"，针刀以其独特的操作方法和肯定的疗效逐步得到社会和国家的承认，至1992年《小针刀疗法》的问世，其影响范围进一步扩大；2001年由朱汉章教授撰写的《针刀医学原理》出版，标志着针刀理论体系的成熟；2003年9月，针刀疗法通过由国家中医药管理局组织的全国鉴定，正式定名为针刀医学。

一、针具

凡是以针刺的方式进入人体，在人体内又能发挥刀的治疗作用的医疗器械都称之为针刀（又称微刀、小金刀、刃针等）。普通针刀由刀柄、刀身、刀锋三部分组成，均采用医用不锈钢材料（一次性针刀刀柄为医用塑料）制成，刀柄宽阔、扁平的近似葫芦状的模型，方便拇、食指的捏持，便于用力将针刀刺入相应深度；刀身为圆柱形，直径0.4～1.2mm不等；刀锋为楔形，远端锋利，刀口线0.8mm。刀柄与刀口线在同一平面，这样才能在刀锋刺入皮下后根据刀柄的方向辨别刀锋在体内的方向。

针刀主体似针，尖端有刀锋，既可以起针刺作用，又具有手术刀的功能，为适应不同病种治疗的要求，临床中的针刀模式也各不相同，目前已获得国家专利的系列针刀模型有14种，共39型。

课堂互动

请回忆毫针刺法的操作流程。

二、操作方法

（一）体位的选择

选择体位要以方便医生操作、患者自我感觉舒适为原则。如在颈部治疗，多采用坐位；头部可根据病位选择仰靠坐位或俯伏坐位；在肩部治疗，可采取坐位，也可采取俯卧位或侧身卧位；在腰背治疗则取俯卧位；在下肢后面治疗则取俯卧位；在膝关节前部治疗则取仰卧位；在手或脚背部治疗可取坐位也可取仰卧位。无论采取何种体位，在治疗时被治疗部位要全部放松，摆正身体各部体位，免得因体位不正影响操作和治疗效果。

（二）无菌操作

1.术前

（1）施术环境　要有独立的针刀治疗室，室内定期空间消毒，尽量限制进入手术室的人数，防止空间存在的飞沫和尘埃所带有的致病菌，治疗床的床单、枕套必须经常换洗消毒。

（2）器械消毒　操作所需的针刀等所有器械及物品均需高压消毒，也可使用一次性针刀。

（3）医者　医生和护士均应穿干净的白衣、戴消毒口罩和帽子，医生要戴无菌手套。若做较大型针刀手术，如关节强直的纠正、骨折畸形愈合的折骨术，则要求医生、护士均穿无菌隔离衣；术者在术前先用普通肥皂洗手1遍，再用洗手刷蘸肥皂水交替刷洗双手，特别注意指甲缘、甲沟和指蹼（术者必须将指甲剪干净），继以清水冲洗。

（4）患者　患者术前不可过饥、过饱、过度劳累，保持良好心态，针刀治疗前注意清洁应操作部位的皮肤。

2. 术中

（1）术野皮肤必须充分消毒。选定治疗点，用棉签蘸甲紫药水在皮肤上做记号，再用2%碘酒棉球以标记为中心开始向周围直径5cm以上涂擦，待碘酒干后用75%酒精脱碘。之后覆盖无菌小洞巾，使进针点正对洞巾口中央。

（2）术中护士递送针刀、消毒巾时，均应用无菌镊子钳夹，以防器械污染；不可在操作人员背后传递针刀及其他用具。

（3）一支针刀只能用于一个治疗点，每做一点更换新的针刀，以防不同部位交叉感染，连续给不同患者做针刀治疗时，医务人员应更换无菌手套。

（4）助手或其他医务人员不可与施术者太靠近或站得太高，也不可在室内随意走动，以减少污染的机会。

（5）出针刀后，迅速用创可贴覆盖针孔，若同一部位有多个针孔，可用无菌纱布覆盖、以胶布固定。

3. 术后　嘱患者3天内施术部位不可擦洗，3天后，可除去包扎；做闭合性折骨术后，需常规服抗生素3天，以防感染。

（三）持针方法

针刀中对不同疾病、不同部位的治疗，其刺入的深度各不相同，而针刀操作过程独特的方向性要求，更是它区别于针灸针和手术刀的显著特点。因此，能够熟练控制针刀刺入的深度，并可根据需要准确调整体内刀锋的方向，就成为针刀持针的基本要求。

单手持针法：适合于较短型号（如7cm以下）针刀的操作。施术者右手拇、食二指捏住刀柄，因刀柄和刀锋在同一个平面内，刀柄方向与刀口线方向一致，所以两指控制了刀柄方向就是控制了刀口线的方向；中指置于针体的中上部，托住针体，起到支点的作用，方便针体根据治疗需要调整进针角度；无名指和小指置于施术部位的皮肤上，起支撑和控制针刺深度的作用。

双手持针方法：适合于较长型号（如7cm以上）针刀的操作。其基本持针方法和前者相同，主要区别在于用左手拇、食指捏紧针身下部，既可避免因用力不均而形成"弓"形针身，改变针刺方向，又可起到支撑、控制深度作用。

（四）进针

1. 定点　根据病变部位，确定最佳的体表解剖位置的进针刀点。定点是基于对疾病的精确诊断，以及对进针部位解剖结构立体的微观掌握。定点的正确与否直接关系到操作及最终疗效。

2. 定向　定向是以精确的解剖定位为前提，进一步明确进针刀点处所分布的较大血管及神经的走向，并将刀口线与其平行，刀锋压在进针刀点上，确定针体和进针处体表平面的角度，避免损伤血管、神经，是保障治疗安全有效的关键。

3. 加压分离　加压分离是在浅表部位有效避开神经、血管的一种方法，即针刀在刺入皮肤之前，持针刀手指施加一定压力，使皮肤沿刀口线方向形成一个长形的凹陷，从而将针刀下重要的神经、血管分离于刀锋两侧，施加压力适度，以不刺破皮肤为度。

4. 刺入　加压分离后感觉刀锋有坚硬的抵抗感时，说明操作部位重要的神经、血管已被推挤到接近骨质，皮肤下即是目标病灶，此时再稍加压力就能将针刀刺入皮肤，直达病灶。

（五）针刀入路

针刀操作是一种闭合性松解术，它建立在对施术部位精确定位的基础上，不仅要平面定位，还要立体定位。精准判断体内重要血管、神经的走行、毗邻关系，选择安全而科学的针刀入路才能保证操作的安全有效。以下主要介绍一般针刀入路、按骨突标志的针刀入路、按组织层次针刀入路，闭合性截骨的针刀入路等。

1. 一般的针刀入路　一般针刀入路就是遵循定点、定向、加压分离、刺入这四步进针规程，主要用于慢性软组织损伤疾患的治疗，是治疗骨伤科疾病普遍使用的手术入路方法。

2. 按骨突标志的针刀入路　骨突标志是在人体体表可以精确触知的骨性突起，如肩峰，喙突，肱骨内、外上髁，内、外踝尖等。骨突标志通常都有肌肉和韧带相附着，也是慢性软组织损伤的好发部位。依据这些骨性突起，既可以给部分病变组织定位，又是手术入路的重要参考。如果是附着在骨突处的软组织病变，按一般针刀入路的方法刺入后，直达骨面，然后再进行纵行剥离粘连、切开硬结等操作。

3. 按组织层次的针刀入路　如病灶所在部位涉及多种组织层次时，应分清组织层次，按照所处位置不断调整刀锋方向，使刀口线与该层的血管、神经、肌纤维平行，逐层深入，直至到达病变部位。注意，勿使刀锋穿过病变组织，否则病变组织不能得到有效的治疗，甚至可能造成严重后果。

4. 闭合性截骨的针刀入路　陈旧性的骨折畸形愈合，针刀主要采取闭合性截骨的治疗方法，其针刀入路按一般针刀入路刺入，到达骨面后，采取一点三孔的方法，即在皮肤上只有一个刺入点，而针刀深入到骨面后，刀口线与骨折线平行，根据骨的直径、面积大小，在骨痂处穿三个孔，甚至四五个孔，直通到对侧骨皮质，再进行折骨矫形。此方法可最大限度地保证局部软组织结构和形态的完整，对重新复位后的骨折愈合及功能恢复，具有重要的意义。

除上述 4 种针刀入路方法外，还有按肋骨标志的针刀入路、以横突为依据的针刀入路等最重要、最基本的针刀入路。在选择针刀入路方法的同时，还要注意两个夹角：一是刀口线与血管、神经、肌纤维、肢体纵轴之间的夹角；二是针体与施术部位体表或骨平面的夹角。在施术过程中，注意分清并控制好刀锋和针身转变的角度方向，这些都是关系操作安全和治疗效果的关键。

（六）操作手法

针刀常用的操作手法有剥离法、切割法、摆动法、铲剥法、调节电生理线路法、骨痂凿开法、神经触激法等。

1. 剥离法

（1）纵行疏通剥离法　适用于粘连或瘢痕发生在肌腱附着处周围的病变。刀口线平行于肌纤维走向进针，刀锋到达骨面时，按刀口线方向行纵行疏剥。若粘连附着部位较宽，可分几条线纵行剥离，严禁横行剥离，以免损伤肌腱附着点。

（2）横行剥离法　适用于粘连发生在肌纤维非附着部的病变。刀口线平行于肌纤维走向进针。刀锋到达骨面时，进行与肌纤维或韧带走行方向相垂直的剥离，将粘连的肌纤维或韧带从骨面上剥离，待刀锋下松动时出针刀。

（3）通透剥离法　适用于范围较大、病变组织较厚的粘连或瘢痕的治疗，如髌韧带与髌下脂肪垫的大片粘连等。进针点都选在肌间隙或其他软组织间隙处，当针刀接触骨面时，将粘连的软组织（除肌腱等软组织在骨面上的附着点外）从骨面铲起，并将病变处的粘连、瘢痕切开剥离。

（4）剪断松解剥离法　适用于体内一些张力较高或挛缩的肌纤维、筋膜等的剪断松解治疗以及一些小块病变组织的剥离。此法用剪刀刃针刀在收起状态下刺入，刀锋到达治疗部位，用刀锋钝端试探需操作的组织，如果感觉坚韧、紧张、弹性小，则可将剪刀轻轻张开，慢慢将其剪断，然后收起剪刀，常规剥离。术闭，拔出针刀。

除上述常用的几种剥离法外，还有平面松解剥离法、注射松解剥离法、周围松解剥离法等。

2. 切割法

（1）切开剥离法　适用于几种软组织因为损伤而粘连在一起，或因血肿机化后形成包块，或软组织变硬形成条索等情况，如肌肉与韧带及韧带之间。将针刀按刀口线平行于肌肉韧带走行方向刺入患处，将相互间的粘连或瘢痕切开，由于瘢痕外围多为结缔组织所包绕，质地坚硬，血运较差，对于粘连面积较大的部位，切开时要切几次再进行剥离，改善局部血运，以便吸收。

（2）切割肌纤维法　适用于部分肌肉纤维紧张或挛缩，引起顽固性疼痛、功能障碍等，将刀口线与肌纤维垂直刺入，切断少量紧张或挛缩的肌纤维，症状可得到缓解。多用于四肢、腰背疼痛性疾病的治疗。

（3）纵行切割法　刀锋沿着刀口线方向穿透病变软组织（如硬结、条索、增厚等），然后微提起针刀，使刀锋退至穿透前深度，沿纵轴方向将针柄稍倾斜，旁开 1～2mm 再次穿透。连续切割 3～5 次，切割的轨迹与纵轴一致，即纵行切割法。

（4）横行切割法　与纵行切割的方法相同，只是刀锋的切割轨迹与刀口线的方向相垂直。

3. 摆动法

（1）纵向摆动　为了松解肌肉附着点处的粘连，针刀进行纵行疏通剥离后，可再将针体顺着刀口线方向纵行摆动。这样既可增加刺激量还可使病变处粘连得到进一步松解。此法与纵行疏通剥离法相近，但此法摆动的支撑点不在针体与皮肤交界处，而是在刀锋处。

（2）横向摆动　与纵行摆动法相同，只是针体摆动轨迹与刀口线的方向相垂直。

（3）弧形摆动　针刀刺入病变部位后，刀锋固定不动，针体旋转一圈后，迅速出针。适用于对疼痛及压痛较局限，部位较表浅，解剖关系较简单处的治疗；也有将刀锋刺入病变组织处切割松解后，将针体进行弧形摆动，从而加大刺激量，扩大松解范围。

4. 铲剥法

（1）横行铲剥法　针刀刀锋接触骨面后，将针身沿刀口线垂直方向左右摆动，刀锋将粘连于骨面或者骨缘上的变性软组织从骨面上铲下掀起的方法。铲剥法适用于骨质表面或者骨质边缘的软组织（肌肉起止点、韧带及筋膜的骨附着点）病变。

（2）瘢痕刮除法　如在腱鞘壁、肌肉附着点或肌腹处存在瘢痕，针刀刺入后可先沿软组织的走向纵行切开数口，然后沿其走向反复疏剥 2～3 次，刀下有柔韧感时，说明瘢痕已刮除。

（3）铲磨削平法　即将针刀刀锋沿骨刺纵轴方向垂直刺入，刀锋接触骨刺后，针身沿刀口线垂直方向摆动，使刀锋将骨刺尖部或锐边刮磨削平。铲磨削平法主要用于骨刺的针刀治疗。

5. 调节电生理线路法　针刀医学关于经络实质的理论认为，人体是一个庞大的电生理线路系统，这个系统是人体正常生理功能的基础之一，当电生理线路出现短路、电流量减弱或增强、电流缺失等异常时人体会产生病理变化，针刀治疗可以起到调节电生理线路的作用。

（1）电生理线路接通法　当电生理线路发生短路时，其相应部位有病变反应，如局部增生性结节、炎症疙瘩、皮肤变色、局部痛点等。将针刀刺入病变反应部位，使刀锋与相应部位经络走向平行，纵行疏通数次即可。若范围较大、距离较长，则可用两支针刀沿经络两端对刺，并使两支针刀刀锋反复触碰，当针刀有滞动感时，表明电生理线路被接通，即可出针。

（2）减弱电流量法　电生理线路的电流量增强时可出现在一些功能亢进性疾病，如部分组织或器官的兴奋性异常增高。治疗时要辨证取穴，针刀刺入后，使刀锋与经络走向垂直，快速有力地摆动针刀数次或数十次即可出针（此是将电生理线路上部分金属元素链绞断，使电生理线路上电流量减弱，恢复正常状态）。

（3）增强电流量法　电生理线路的电流量减弱可出现在一些功能衰退性疾病，如部分慢性的内科疾病等。辨证选取相应经络的一个或数个腧穴，针刀刺入后，使刀锋与经络走向平行，缓慢轻柔摆动针刀数次或数十次左右即可出针（此法是将电生理线路上部分断离的金属元素链又重新连接起来，使电生理线路上电流量恢复正常状态）。

除上述操作方法外，还可根据具体的病情采用骨痂凿开法、神经触激法、关节内骨折复位法、血管疏通法、切痕松解法、打孔疏通法、病变组织摘除法等。

课堂互动

请回忆得气的概念及表现。

（七）针刀的针感

针刀属于一种闭合性松解术，其通过的组织不能为肉眼所见，在操作时，为了能够安全和准确地进行治疗，除了合理运用正确的操作方法之外，医者还要非常清楚针刀所处的层次、所接触的部位及周围的组织关系等。因此，对针感的掌握程度就显得极为重要，这里的针感包括患者和医者两方面的感觉。针刀治疗过程中，医者应及时询问患者的感觉。当正常到达治疗部位时，患者会感到局部酸、胀，这种感觉也会有不同程度的扩散或传导；若刀锋位于组织间隙，患者可诉无任何感觉；若碰到血管或刺到正常肌肉，患者可诉感觉刺痛；若碰到神经，患者可诉有麻木、触电感。也就是说酸、胀感是针刀的正常针感，疼痛、麻木、触电都是异常感觉。遇到这些异常感觉应及时轻提刀锋，微调方向，继续进针，直达治疗部位。

除患者的感觉外，针刀刺入人体后经过不同的组织，医生自己手下也会有不同的感觉，此种感觉对我们进行正确判断针刀所到达的部位和组织极为重要。若刀锋刺于组织间隙，有毫无阻力、手下空虚的感觉；若刀锋刺到肌肉，有柔软的感觉；若针刀刺到筋膜或神经，有较柔软且有韧性的感觉；若刀锋刺到病变的结节或瘢痕，有坚韧的阻力感甚至不易突破；若刀锋刺到血管，有较大的阻力，如血管被刺透，紧接着会有阻力突然消失的感觉；若刀锋刺到骨面，有坚硬的阻力感。这些层次感在对层次解剖、立体解剖充分了解的前提下才能更好地体会出来。这些感觉就像给针刀安了"眼睛"，我们可以通过这只"眼"来调整针刀治疗的进程，以达到治疗疾病的目的。

针刀较毫针刺激量略大，多为酸、胀、麻感，故治疗一般不需要麻醉，但在部分痛觉敏感部位，就应施以麻醉。针刀麻醉多采用局部浸润麻醉。选用 0.5% ～ 1% 利多卡因，剂量因部位而异，一次总量不超过 400mg，一般为 200mg。

三、临床应用

（一）适应证

1. 慢性软组织损伤 即各种原因引起软组织（如肌肉、肌腱、韧带等）出现的粘连、挛缩、瘢痕等慢性病理改变，主要表现为疼痛、局部功能障碍。

2. 脊柱相关疾病 该类疾病包括脊柱退行性变、椎体小关节移位、脊柱骨折、脊髓损伤导致的截瘫等，其早期主要表现为局部组织充血、水肿等炎症改变，后期则出现局部粘连、瘢痕及神经、关节等功能障碍。日常生活中常见的各型颈椎病、腰椎病、脊柱侧弯等都是针刀治疗的优势病种。

3. 骨关节退行性变 多见于中老年人，以骨质增生、关节腔变小、关节软骨退化等为主的一种关节退行性改变，主要症状表现为疼痛、关节活动受限。

4. 部分病理损伤（或手术）后遗症 某些病理损伤后残留有关节功能障碍、肌肉萎缩；部分手术后造成的腱鞘狭窄，筋膜、韧带、关节囊挛缩。

5. 神经卡压综合征 神经卡压主要为周围神经受损伤、压迫进而引起神经传导阻断，造成部分感觉和运动障碍的一种综合性表现。如腕管综合征、梨状肌综合征、腓总神经卡压综合征等。

6. 类风湿疾病 类风湿关节炎、强直性脊柱炎。

7. 关节内骨折及畸形矫正 如尺骨鹰嘴骨折、跟骨关节内骨折、骨折畸形愈合，矫正小儿 O 形腿、K 形腿、X 形腿等。

8. 慢性内科疾病 如慢性支气管炎、浅表性胃炎、功能性心脏病等。

9. 妇科疾病 如月经不调、痛经、慢性盆腔炎等。

10. 皮肤科疾病 如腋臭、鸡眼、痤疮等。

11. 五官科疾病 如面肌痉挛、下颌关节紊乱等。

12. 肛肠科疾病 疗效也很确切，不需要外科手术，即可将内、外痔核消除。

除此以外，针刀治疗的范围还包括关节强直、骨化性肌炎早期、骨内压增高症、髌骨软化症等。

（二）禁忌证

1. 一切严重内脏疾病的发作期。

2. 施术部位有皮肤感染或肌肉坏死者。

3. 施术部位有红肿、灼热，或深部有脓肿者。

4. 施术部位有难以避开的重要血管、神经或重要脏器而施术时难以避开者。

5. 患有血友病或其他出血倾向及凝血功能障碍者。

6. 体质极度虚弱者。

7. 高血压危象。

8. 恶性肿瘤疼痛。

另外，妇女经期不宜做针刀；骨质疏松患者慎用针刀治疗。

四、注意事项

1. 手术注意事项

（1）由于针刀疗法是在非直视下进行操作治疗，如果对人体解剖特别是局部解剖不熟悉、手法不当，容易造成损伤，因此医生必须做到熟悉施术部位的解剖知识，以提高操作的准确性、安全性。

（2）选穴一定要准确，即选择阿是穴作为治疗点的一定要找准痛点的中心进针，压痛点和进针点要反复多次触摸定点，进针时保持垂直（非痛点取穴可以灵活选择进针方式），如偏斜进针易在深部错离病变部位，易损伤非病变组织。

（3）注意无菌操作，特别是做深部治疗。重要关节如膝、髋、肘、颈等部位的关节深处的剥离时尤当注意，必要时可在局部盖无菌洞巾，或在无菌手术室内进行。对于身体的其他部位只要注意无菌操作便可。

（4）针刀进针法要速而捷，这样可以减轻进针带来的疼痛。在深部进行铲剥、横剥、纵剥等法剥离操作时，手法宜轻，不然会加重疼痛，甚至损伤周围的组织。在关节处做纵向切剥时，注意不要损伤或切断韧带、肌腱等。

（5）在进针或剥离的过程中，如病人出现突然触电样感觉时，要稍微退针刀，改变方向进针，切不可就原位进针，更不能迅猛推进以免损伤神经。

（6）出针刀时应快，同时用棉球长时间按压，以防出血，如发现有出血，特别是深部有出血倾向，应用无菌棉球或无菌纱布加压固定，防止继续出血。

（7）术后对某些创伤不太重的治疗点可以做局部按摩，以促进血液循环和防止术后出血粘连。

（8）术后鼓励患者多做局部运动和功能锻炼，促进局部血液循环和功能恢复，防止术后新的粘连。

2. 异常情况及处理

（1）晕针　针刀晕针与针刺晕针的表现及处理基本相同。若部分患者对治疗部位较为敏感，如手、足部、膝关节，或操作起来较复杂、所需时间较久的部位，可根据情况用0.5% ～ 1% 利多卡因局部麻醉。必要时也可配合全麻、硬膜外麻醉等，以预防晕针的发生，对体质较弱、术中反应强烈、术后又感疲乏者，可让其术后休息15 ～ 30分钟，待恢复正常后再离开诊室。

（2）断针　在针刀手术操作过程中，也有可能出现断针的意外，其表现及处理同针刺断针。此外，对于一些在骨面进行的铲剥、刮除等操作，由于是借用杠杆原理，以中指或环指做支点，手指接触针身处是其受剪力最大的部位，此处是用力不当时最容易造成弯针和断针的部位。这种情况下断针的残端多露于皮肤之外，可用手指或镊子将其夹住取出。

（3）出血　针刀刺入体内，深入到需治疗的部位及进行切割、剥离等操作时，一定要避开大的血管。但由于刀锋锋利，不可避免会损伤一些小的毛细血管，多会出现从针孔向外轻微地渗血，这是正常现象。若出血量较多，则属于异常情况。

一般的少量渗血，可以压迫止血；较深部血肿，局部肿胀、疼痛者可先做局部冷敷止血或加用止血药，24 小时后再予热敷、理疗或活血药加速瘀血吸收；对于出血量大，可行外科手术探查，若出现休克，结合抗休克治疗。

为减少出血的发生，医者要全面了解患者的情况，避免有出血倾向的患者进行针刀治疗；熟悉人体解剖关系，选择正确的入路，做到有的放矢；操作手法要轻柔，不可超出正常范围的大幅度操作；操作过程中注意患者的反应，遇到异常感觉要多询问患者，以免出现不必要的错误。

（4）周围神经损伤　正常情况下，针刀刺入后患者的感觉则是酸胀、沉重，偶尔也略有麻感，其传导沿经络走向，传导速度缓慢，术后感觉舒适。但由于针刀刀锋尖端锋利，若操作者对解剖结构不清、错误入路，或手法粗暴、过强刺激等，都有可能损伤周围神经，出现患者的不适反应。

若患者仅有轻微的窜麻感，多是由于刀锋刚接触神经，并未造成实质性损伤，这种感觉术后可能仍会持续 2～3 天，无须特殊治疗，可自愈；若患者感觉又痛又麻，比较强烈，并且有肢体的明显抽动，这是由于针刀损伤了神经的实质，但这种损伤较轻微，麻痛可持续 1～2 周，一般无须特殊处理，部分患者可予脱水或营养神经的药物治疗；若患者感觉有强烈的放射性麻木和剧痛，可能会立刻从床上跳起，这说明神经损伤较严重，症状可能持续几周或数月，若严重者可能出现肌肉萎缩、功能障碍等，应及时到相关科室综合治疗。

除以上几种异常情况外，由于医生的解剖知识或立体定位水平欠缺，或操作手法不熟练，还可能造成气胸、刺伤内脏、脊髓等，均可参照针刺异常情况处理。

复习思考

1. 简述头部刮痧刮拭方向及要求。
2. 简述刮痧疗法的适应证和禁忌证。
3. 简述刮痧的操作步骤。

扫一扫，知答案

4.简述针刀的进针规程。

5.针刀常用的操作方法有哪些。

【实训目标】

　　掌握刮痧和针刀的操作要领。

　　熟悉各种刮痧用具及针刀的针具特点。

实训项目一　　刮痧疗法实训

【实训时间】

2 学时。

【实训器材】

刮痧板，刮痧油，润滑剂，75% 的酒精，棉签等。

【实训步骤】

1. 观看刮痧板的形状、特点；说明刮痧油的作用

2. 教师示范操作

（1）头颈部刮拭示范操作（教师从以下部位任选 1 ～ 2 个示范）

①刮拭头部两侧　从头两侧的太阳穴开始至风池穴，刮拭线经过头维、颔厌、悬颅、悬厘、率谷、天冲、浮白、脑空等穴位。

②刮拭前头部　从头顶的百会穴开始至前发际正中，刮拭线经过前顶、通天、囟会、上星、神庭、承光、五处、曲差、正营、头临泣等穴位。

③刮拭后头部　从头顶的百会穴开始到后发际正中，刮拭线经过后顶、络却、强间、脑户、玉枕、脑空、风府、哑门、天柱等穴位。

④刮拭全头部　以头顶的百会穴为中心呈放射状向全头部刮拭。刮拭线经过全头穴位及头针穴线等。

⑤刮拭前额部　先刮拭前发际正中至眉毛之间即印堂穴处，再由前额正中分开，分别由内向外刮拭两侧。刮拭线经过印堂、攒竹、鱼腰、丝竹空等穴位。

⑥刮拭两颧部　从承泣至巨髎，迎香至耳门、听宫等的区域，分别自内向外刮拭，刮拭线经过承泣、四白、颧髎、巨髎、下关、耳门、听宫、听会等穴位。

⑦刮拭下颌部　以唇下正中承浆穴为中心，分别自内向外刮拭。刮拭线经过承浆、地仓、大迎、颊车等穴位。

（2）躯干部刮拭示范操作（教师从以下部位任选 1 ～ 2 个示范）

①刮拭背部正中　刮拭督脉。刮拭线从大椎穴至长强穴，从上向下刮拭。

②刮拭背部两侧　主要刮拭背腰部足太阳膀胱经的循行路线。刮拭线即后正中线旁开1.5寸及3寸的位置，从上向下刮拭。

③刮拭胸部正中　即任脉在胸部的循行路线。刮拭线从天突穴经膻中至鸠尾穴，从上向下刮。

④刮拭胸部两侧　刮拭线从前正中线自内向外刮拭。

⑤刮拭腹部正中　即任脉在腹部的循行路线。刮拭线从鸠尾穴至水分穴，从阴交穴至曲骨穴，从上向下刮拭。

⑥刮拭腹部两侧　主要刮拭腹部足少阴肾经、足阳明胃经、足太阴脾经的循行路线，即前正中线旁开0.5寸、2寸、4寸的位置，从上向下刮拭。

（3）四肢部刮拭示范操作（教师从以下部位任选1～2个示范）

①刮拭上肢内侧部　主要刮拭手太阴肺经、手厥阴心包经、手少阴心经的循行路线，从上向下刮拭。

②刮拭上肢外侧部　主要刮拭手阳明大肠经、手少阳三焦经、手太阳小肠经的循行路线，从上向下刮拭。

③刮拭下肢内侧部　主要刮拭足太阴脾经、足厥阴肝经、足少阴肾经的循行路线，从上向下刮拭。

④刮拭下肢前面部、外侧部、后面部　主要刮拭足阳明胃经、足少阳胆经、足太阳膀胱经的循行路线，从上向下刮拭。

⑤刮拭膝眼　先用刮板的棱角点按刮拭内外膝眼，自里向外，刮拭方法是先点按，然后向外刮拭。

⑥刮拭膝关节前部　刮拭部位主要是足阳明胃经经过膝关节前部的路线，膝关节以上部分从伏兔穴经阴市穴到梁丘穴，膝关节以下部分从犊鼻穴至足三里穴，从上向下刮拭。

⑦刮拭膝关节内侧部　刮拭部位主要是足三阴经经过膝关节内侧的路线。刮拭路线经过血海、曲泉、阴陵泉、膝关、阴谷等穴位，从上向下刮拭。

⑧刮拭膝关节外侧部　刮拭部位主要是足少阳胆经经过膝关节外侧的路线。刮拭穴位有膝阳关、阳陵泉等，从上向下刮拭。

⑨刮拭膝关节后部　刮拭部位主要是足太阳膀胱经经过膝关节后部的循行路线。刮拭穴位有殷门、浮郄、委阳、委中、合阳等，从上向下刮拭。

操作要点：①常规消毒后，在刮拭部位上涂抹润滑剂。②将刮痧板的平面朝下或朝外，以45°角沿一定的方向刮拭，用力要均匀、适中，以能耐受为度。③在刮拭过程中，由点到线到面，或是由面到线到点，刮痧面尽量拉长拉大，直至皮肤出现紫红色瘀点、瘀斑。④根据所刮部位分别采取平刮、竖刮、斜刮、角刮的不同方法。⑤刮完后，擦净水渍、油渍。

3. 学生分组练习　学生根据操作要求在自身或相互之间进行以上各部位刮痧练习，并注意刮痧部位皮肤颜色的变化，教师巡视辅导。

【实训小结】

按下表将实训内容如实地加以记录。

刮痧部位	操作方法	用力大小	刮痧次数	皮肤颜色变化

实训项目二　　针刀疗法练习

【实训时间】

2学时。

【实训器材】

家兔，兔台，弯盘，弯剪，75% 酒精，2% 碘酒，针刀，棉签，甲紫药水。

【实训步骤】

1. 教师示范操作

（1）术前准备　家兔固定、将其髌骨内上缘 1.5cm 处备皮（亦可根据情况选取其他部位）。

（2）进针

①定点　用棉签蘸甲紫药水在所操作皮肤上做一记号，皮肤常规消毒。

②定向　刀锋压在进针点上，针身垂直于进针点皮肤，刀口线方向与家兔股骨纵轴方向一致。

③加压分离　持针手指施加一定压力（不刺破皮肤为度），使皮肤沿刀口线方向形成一个长形的凹陷，从而将针刀下重要的神经、血管分离于刀锋两侧。

④进针　加压分离后感觉刀锋有坚硬的抵抗感时，稍加压力刺入，直达股骨表面。

（3）操作手法

①纵行疏通剥离法　刀锋到达骨面后，按刀口线方向行纵行疏剥。

②横行剥离法　刀锋到达骨面后，与肌纤维或韧带走行方向相垂直的剥离。

③纵行切割法　刀锋沿着刀口线方向穿透部分肌肉，然后微提起针刀，使刀锋退至穿透前深度，沿纵轴方向将针柄稍倾斜，旁开 1～2mm 再次穿透。连续切割数次，切割的轨迹与纵轴一致。

④横行切割法　同上操作，只是刀锋的切割轨迹与刀口线的方向相垂直。

⑤纵向摆动　进行纵行疏通剥离后，可再将针刀顺着刀口线方向纵行摆动。

⑥横向摆动　针刀摆动轨迹与刀口线的方向相垂直。

⑦弧形摆动　刀锋在骨面固定不动，针体旋转一圈后，迅速出针。

⑧电生理线路接通法　刀锋与经络平行，纵行疏通数次；两支针刀沿经络两断端对刺并使两支针刀刀锋反复触碰，体会针刀是否有滞动感。

⑨调节电流量法　刀锋与经络走向垂直，快速有力地摆动针刀，可减弱电流量；刀锋与经络走向平行，缓慢轻柔摆动针刀，可增强电流量。

2. 学生分组操作

（1）学生先在棉团上或纸垫上练习针刀的操作手法：剥离法、切割法、铲剥法、摆动法等，体会各种手法的操作特点。

（2）在家兔身上选择部位进行练习，严格按照进针规程，选择相应部位的入路，进行多种操作手法的练习，加深体会。

（3）教师巡视指导。

【实训小结】

按下表将实训内容如实地加以记录。

操作部位	入路方式	操作手法	针感

模 块 九

考核规程

项目一 针灸操作技能考核项目

选穴定位	2	定位准确 取法正确 操作熟练		体位	2	舒适持久安稳 便于正确取穴 便于针刺操作		消毒	3	消毒方法正确 消毒范围全面 步骤规范，操作熟练		
选针	2	针具检查 态度认真 方法正确	针尖	持针姿势	2	方法正确 姿势自如		进针手法	10	单手进针	方法正确	
			针身							双手进针	爪切	押手运用好
											夹持	手法熟练
			针柄								舒张	与选穴选针正确结合
		选择毫针规格适宜	长短								提捏	角度、方向、深度正确
			粗细									
行针基本手法	12	①提插		行针辅助手法	8	①循法	运用恰当方法正确效应明显	针刺得气	5	针感明显，基本无痛		
						②弹法						
		②捻转	方法正确 操作熟练 应用自如			③刮法				针感一般，痛感轻微		
						④摇法						
		③平补平泻				⑤飞法				没有针感，痛感明显		
						⑥震颤法						

单式补泻手法	10	①徐疾 ②提插 ③捻转 ④呼吸 ⑤开阖	方法正确 操作熟练	复式补泻	12	复式补泻	①烧山火	方法正确 操作熟练	出针	2	操作方法正确	
											配合补泻恰当	
							②透天凉				出针后注意事项	核对针数 嘱患者休息 保持针孔清洁
艾炷灸	10	①艾炷制法		艾条灸	10	悬起灸	①温和灸	方法正确 动作熟练	温针灸	10	制作技术熟练 施灸方法正确	
		②直接灸					②雀啄灸					
		施灸方法	间接灸	③隔姜			③回旋灸					
				④隔蒜								
				⑤隔盐		④实按灸						

146

项目二　针灸操作技能考核评分细则

姓名＿＿＿＿＿　　　　年级、专业、学号＿＿＿＿＿　　　　得分＿＿＿＿＿

选穴定位				体位				消毒			
标准分 2			实得分	标准分 2			实得分	标准分 3			实得分
2	1	0.5		2	1	0.5		3	2	1	

选针				持针姿势				进针手法			
标准分 2			实得分	标准分 2			实得分	标准分 10			实得分
2	1	0.5		2	1	0.5		10	8	5	

行针基本手法				行针辅助手法				针刺得气			
试题序号	标准分 12		实得分	试题序号	标准分 8		实得分	试题序号	标准分 5		实得分
	12	8	4		8	5	2		5	3	1

单式补泻手法				复式补泻、飞经走气手法				出针			
试题序号	标准分 10		实得分	试题序号	标准分 12		实得分	试题序号	标准分 2		实得分
	10	7	4		12	8	4		2	1	0.5

艾炷灸				艾条灸				温针灸			
试题序号	标准分 10		实得分	试题序号	标准分 10		实得分	试题序号	标准分 10		实得分
	10	8	5		10	8	5		10	8	5

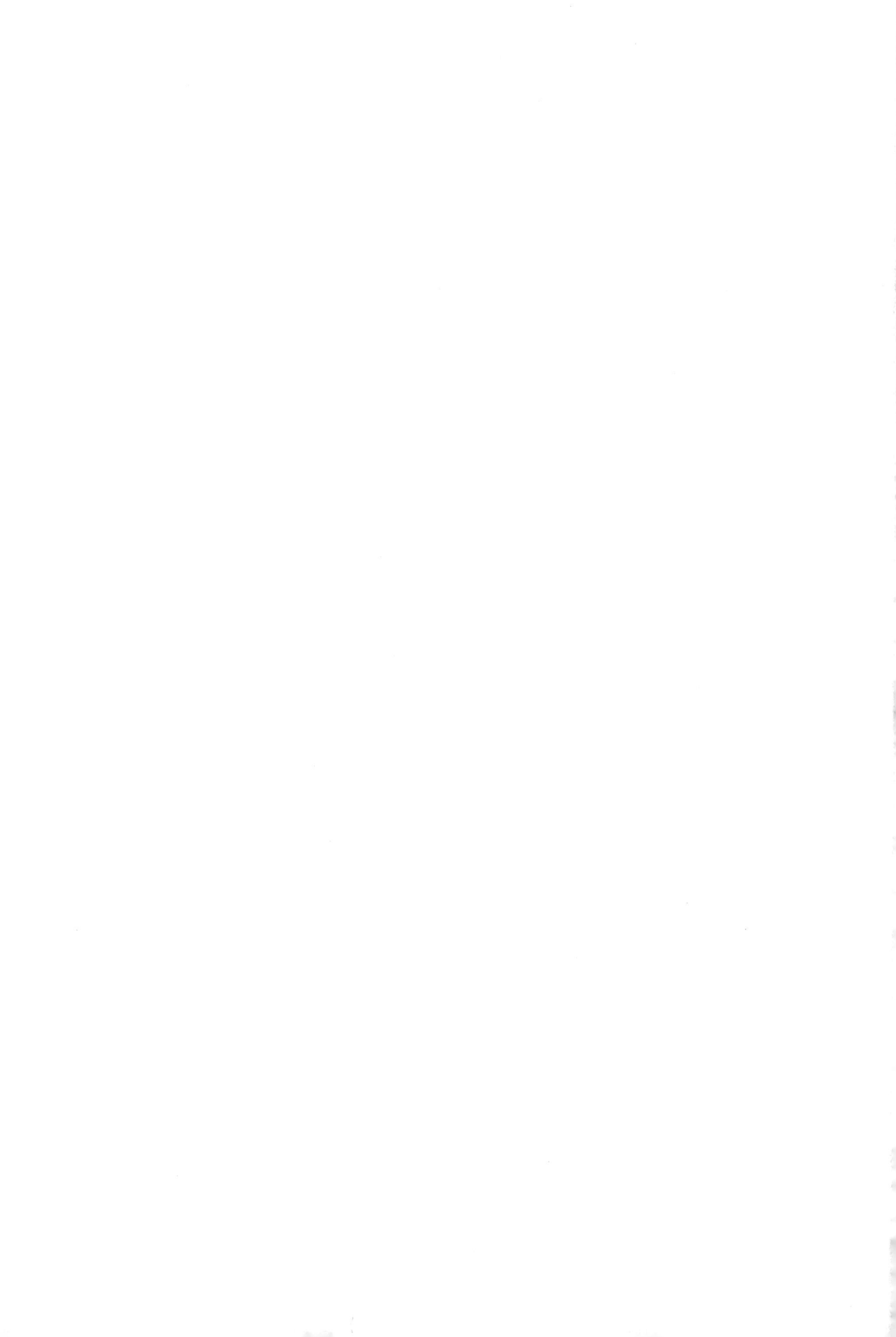